执业医师资

中医执业助理医师资格考试实践技能
考点速记突破胜经

田磊◎编著

中国中医药出版社
·北 京·

图书在版编目（CIP）数据

中医执业助理医师资格考试实践技能考点速记突破胜经 / 田磊编著 . -- 北京：中国中医药出版社，2021.1
（执业医师资格考试实践技能考点速记突破胜经丛书）
ISBN 978 - 7 - 5132 - 6553 - 9

Ⅰ . ①中… Ⅱ . ①田… Ⅲ . ①中医师—资格考试—自学参考资料 Ⅳ . ① R2

中国版本图书馆 CIP 数据核字（2020）第 236926 号

中国中医药出版社出版
北京经济技术开发区科创十三街 31 号院二区 8 号楼
邮政编码　100176
传　真　010-64405721
河北新华第二印刷有限责任公司印刷
各地新华书店经销

开本 787×1092　1/32　印张 9.25　字数 221 千字
2021 年 1 月第 1 版　2021 年 1 月第 1 次印刷
书号　ISBN 978 - 7 - 5132 - 6553 - 9

定价　59.00 元
网址　www.cptcm.com

社 长 热 线　010-64405720
购 书 热 线　010-89535836
侵 权 打 假　010-64405753

微信服务号　zgzyycbs
微商城网址　https://kdt.im/LIdUGr
官 方 微 博　http://e.weibo.com/cptcm
天猫旗舰店网址　https://zgzyycbs.tmall.com
如有印装质量问题请与本社出版部联系（010-64405510）
版权专有　侵权必究

执业医师资格考试实践技能考点速记突破胜经丛书

编委会

主 编 田 磊
编 委 张 峦　倪偲维　曲 歌
　　　　郭琛英　王 敏　胡丽鸽
　　　　田泾市　张 超

前言

执业医师资格考试分为实践技能考试和医学综合两部分。先进行实践技能考试，实践技能考试合格的考生才有资格参加医学综合考试。近几年，实践技能考试的考题难度逐年加大，通过率越来越低。再加上目前很多中医院校的培养模式偏重理论而轻于实践，所以有些考生，甚至很多硕士、博士，都在实践技能考试一关就折戟沉沙，无缘参加综合考试。

另外，一般实践技能考试结束后一个月公布成绩。这段时间里，有的考生提心吊胆，盼出成绩又怕出成绩，每天惶惶不可终日，一直到出了成绩发现侥幸过，才心中一块石头落地，着急忙慌复习笔试，可是看看只剩一个多月，心中更是焦虑。同样是这段时间里，有的考生因为实践技能复习到位，考完之后信心满满，安心继续复习医学综合，根本不担心实践技能成绩。所以说，实践技能考试复习到什么程度，能不能做到"临考胸有成竹，考后踌躇满志"，对医学综合考试冲刺阶段的复习至关重要。

2020年，国家执业医师资格考试实践技能考试大纲全面修订，为了帮助广大考生顺利通过执业医师实践技能考试，我们特编写了这套"执业医师资格考试实践技能考点速记突破胜经丛书"。

本套丛书严格按照最新版中医、中西医结合执业医师资格考试实践技能大纲和中医、中西医结合执业医师资格考试实践技能指导用书编写，突出应试模式。本书具有如下特色：

巧 考试技巧。本书编排上参照实践技能考试的形式分为三站，每站每种题型均列有例题，并有详细的答题技巧。

精 去粗取精，精简考点。实践技能考试只是医学综合考试的初选，相对来说，更加重点突出，重要的内容反复考，不重要的内容基本不考。根据这种情况，结合笔者多年执业医师辅导经验，我们将实践技能考试中全部知识点进行分类，去粗取精，去掉很少出考题的40%的知识点。而对于常出考题的60%的知识点，我们也尽可能用精炼的语言表达其知识内涵，省略与考试无关的语言。

准 以历年真题为蓝本，考点选择准确。本书所载考点是笔者通过近十年医考辅导经验筛选出来的，均为实践技能考试常考考点。并且，根据其考题出现的频率，我们将筛选出来的考点分为三类，用★的多少来表示：★★★最为重要，表明本考点近5年考过至少4次，甚至每年必考；★★重要性次之，表明近5年考过2~3次；★最次，表明近5年考过1次。只要将本书所载考点弄懂、记准80%以上，就一定能通过实践技能考试。

简 简化复习过程。本书将复杂的医考内容以考点形式呈现，考试会考什么，考生要学什么，一目了然。并且，本书字数约为20万字，仅相当于其他医考辅导书籍篇幅的1/5，而核心考点却全能覆盖。用本书来复习实践技能考试，极大地简化了复习过程。

便 便有两层意思：一是方便记忆。本书将考试大纲中较杂乱的内容用表格的方式展现，方便大家的学习和记忆。二是方便携带。本书内容精简，为小32开口袋书，可随身携带，考生可以在等公交、排队等零碎的时间用本书学习，也许等公交时记下的一个考点就能决定你今年是否能拿到执业医师证书。

我们相信，只要同学们认真学习，在本书的帮助下一定能够顺利通过执业医师实践技能考试。我们的口号是：看速记胜经，做有证医生！

田 磊
2020年11月

目 录

第一站 病案分析 …………………… 1
考试模块 中医常见病 ………………… 6

第二站 中医相关模块 ………………… 127
考试模块一 中医操作 ………………… 131
考试模块二 病史采集 ………………… 167
考试模块三 中医临床答辩 …………… 170

第三站 西医相关模块 ………………… 195
考试模块一 体格检查 ………………… 198
考试模块二 西医操作 ………………… 215
考试模块三 西医临床答辩 …………… 228

第一站 ▶ 病案分析

第一站 病案分析

【试题内容】

提供两个病例资料,第一个病案是内科病证,而第二个病案是外科、妇科、儿科病证。每个病案都要求考生依据所提供的中医四诊等临床资料,书面完成中医疾病诊断、中医证候诊断、中医辨病辨证依据(含病因病机分析)、中医类证鉴别(限于中医执业医师)、中医治法、方剂名称、药物组成、剂量及煎服法。

病案分析分值表

考试项目	评分标准
中医疾病诊断	4
中医证候诊断	4
中医辨病辨证依据	4
中医类证鉴别	//
中医治法	3
方剂名称	2
药物组成、剂量及煎服法	3
合计	20

【得分要点和答题技巧】

考生需要在 50 分钟内完成试题,每题 20 分,两道题总分 40 分。

为了方便大家复习,每个系统的开篇也总结了大纲对应疾病的"诊断要点"和每个证型的"辨证要点",以便节省大家的复习时间,更有利于抓住题眼,轻松解题。下面逐条为大家分析答题要点。

1. 中医疾病诊断(4分) 要想得分必须把各种疾病的诊断要点记准确。注意要写清楚病名,字不能写错。

2. 中医证候诊断(4分) 想要得分必须掌握辨证论治的技巧。注意证型名要尽量写得和书上一样,如果实在想不起来也要根据自己的理解写。

3. 中医辨病辨证依据（含病因病机分析）（4分） 本部分需要写3个方面的内容：

（1）辨病依据 把本病的概念写上就可得分。

（2）辨证依据 需要写清楚该证型的特征，包括主症、兼症、舌脉特征。

（3）病因病机分析 写清楚三个方面即可：①病因。②所侵犯的脏腑（病位）。③导致脏腑出现的问题。

4. 中医治法（3分） 此部分一般写2个词，8个字。前4个字针对证型或者说针对病机，后面4个字针对疾病。比如风热犯肺证的咳嗽的治法为疏风清热，宣肺止咳。"疏风清热"针对风热犯肺证，"宣肺止咳"针对咳嗽。

5. 方剂名称（2分） 除了准确记忆，没有别的办法。必须按照书上答。方剂后一定要写上"加减"二字。

6. 药物组成、剂量及煎服法（3分）

（1）组成 不一定把方剂的组成写得很准确，但是药物用得不能太离谱。比如热证的处方里绝对不能出现大群热药。

（2）剂量 只要写得不太离谱就没问题。注意两点：第一，剂量可偏小一些，尤其是有毒药物尽量不要过量；第二，注意写清楚特殊煎煮方法。

（3）煎服法 这一项属白送分，无论什么题都可以写"三剂，水煎服，每日一剂，早晚分服"。

【典型样题】

张某，男，60岁，已婚，干部。2002年4月7日初诊。

5年前因劳累出现胸闷胸痛，向左肩背放射，休息3～5分钟后疼痛缓解。后常因劳累、情绪激动诱发。近来仍有劳累后胸闷痛，每日发作2～3次，持续2～5分钟。现症：心胸憋闷，隐隐作痛，时作时止，心悸气短，

第一站 病案分析

倦怠乏力，自汗频出，二便调，夜寐安。舌淡胖苔薄白，边有齿痕，脉虚细缓。

答题要求：根据上述病例摘要，在答题卡上完成书面辨证论治。

【参考答案】（20分）

中医疾病诊断：胸痹。（4分）

中医证型诊断：气阴两虚。（4分）

中医辨病辨证依据（含病因病机分析）：以胸痛为主症，诊断为胸痹。现症见心胸憋闷，隐隐作痛，时作时止，心悸气短，倦怠乏力，自汗频出，二便调，夜寐安，舌淡胖苔薄白，边有齿痕，脉虚细缓，辨证为气阴两虚证。心气不足，阴血亏耗，血行瘀滞，发为胸痹。（4分）

中医治法：益气养阴，活血通脉。（3分）

方剂：生脉散合人参养荣汤加减。（2分）

药物组成、剂量及煎服法：党参10g，黄芪15g，麦冬10g，五味子10g，炒白术10g，茯苓15g，当归15g，白芍10g，丹参10g，川芎15g，炙甘草10g。

三剂，水煎服。日一剂，早晚分服。（3分）

考试模块　中医常见病

考点1★★★　感冒

1. 诊断依据

（1）临证以卫表及鼻咽症状为主，可见鼻塞、流涕、多嚏、咽痒、咽痛、周身酸楚不适、恶风或恶寒，或有发热等。若风邪夹暑、夹湿、夹燥，还可见相关症状。

（2）时行感冒具有流行性、传染性，在同一时期发病人数剧增，且病证相似，多突然起病，恶寒，发热（多为高热），周身酸痛，疲乏无力，病情一般较普通感冒为重。

（3）病程一般3～7日，普通感冒多不传变，时行感冒可传变入里，变生他病。

（4）四季皆可发病，而以冬、春两季为多。

2. 病证鉴别

（1）感冒与风温　感冒特别是风热感冒与风温初起颇为相似，但风温病势急骤，寒战发热甚至高热，汗出后热虽暂降，但脉数不静，身热旋即复起，咳嗽胸痛，头痛较剧，甚至出现神志昏迷、惊厥、谵妄等传变入里的证候。而感冒发热一般不高或不发热，病势轻，不传变，服解表药后，多能汗出热退，脉静身凉，病程短，预后良好。

（2）普通感冒与时行感冒　普通感冒病情较轻，全身症状不重，少有传变。在气候变化时发病率可以升高，但无明显流行特点。若感冒1周以上不愈，发热不退或反见加重,应考虑感冒继发他病,传变入里。时行感冒病情较重,发病急,全身症状显著,可以发生传变,化热入里,继发或合并他病,具有广泛的传染性、流行性。

3. 辨证论治

证型	证候	证机概要	治法	方药
风寒感冒	恶寒重,发热轻,无汗,头痛,肢节酸疼,鼻塞声重,或鼻痒喷嚏,时流清涕,咽痒,咳嗽,咳痰稀薄色白,口不渴或渴喜热饮,舌苔薄白而润,脉浮或浮紧	风寒外束,卫阳被郁,腠理闭塞,肺气不宣	辛温解表	荆防达表汤或荆防败毒散加减
风热感冒	身热较著,微恶风,汗泄不畅,头胀痛,面赤,咳嗽,痰黏或黄,咽燥,或咽喉乳蛾红肿疼痛,鼻塞,流黄浊涕,口干欲饮,舌苔薄白微黄,舌边尖红,脉浮数	风热犯表,热郁肌腠,卫表失和,肺失清肃	辛凉解表	银翘散或葱豉桔梗汤加减
暑湿感冒	身热,微恶风,汗少,肢体酸重或疼痛,头昏重胀痛,咳嗽痰黏,鼻流浊涕,心烦口渴,或口中黏腻,渴不多饮,胸闷脘痞,泛恶,腹胀,大便或溏,小便短赤,舌苔黄腻或白腻,脉濡数	暑湿遏表,湿热伤中,表卫不和,肺气不清	清暑祛湿解表	新加香薷饮加减

续表

证型	证候	证机概要	治法	方药
气虚感冒	恶寒较甚，发热，无汗，头痛身楚，咳嗽，痰白，咳痰无力，平素神疲体弱，气短懒言，汗出反复易感，舌淡苔白，脉浮而无力	表虚卫弱，风寒乘袭，气虚无力达邪	益气解表	参苏饮加减
阴虚感冒	身热，微恶风寒，少汗，头昏，心烦，口干咽燥，干咳少痰，舌红少苔，脉细数	阴亏津少，外受风热，表卫失和，津液不能作汗	滋阴解表	加减葳蕤汤化裁

考点2 ★★★ 咳嗽

1. 诊断依据 临床以咳嗽、咳痰为主要表现。应详细询问病史的新久，起病的缓急，是否兼有表证，判断外感和内伤。外感咳嗽，起病急，病程短，常伴肺卫表证。内伤咳嗽，常反复发作，病程长，多伴其他兼证。

2. 病证鉴别

（1）咳嗽与喘证 咳嗽与喘证均为肺气上逆之病证，临床上也常见咳、喘并见，但咳嗽以气逆有声，咳吐痰液为主，喘证以呼吸困难，甚则不能平卧为临床特征。

（2）咳嗽与肺痨 咳嗽与肺痨均可有咳嗽、咳痰症状，但后者为感染"痨虫"所致，有传染性，同时兼见潮热、盗汗、咯血、消瘦等症，可资鉴别。

3. 辨证论治

证型	证候	证机概要	治法	方药
风寒袭肺证	咳嗽声重，气急，咽痒，咳痰稀薄色白，常伴鼻塞，流清涕，头痛，肢体酸楚，或见恶寒发热、无汗等风寒表证，舌苔薄白，脉浮或浮紧	风寒袭肺，肺气失宣	疏风散寒，宣肺止咳	三拗汤合止嗽散加减
风热犯肺证	咳嗽频剧，气粗或咳声嘶哑，喉燥咽痛，咳痰不爽，痰黏稠或黄，咳时汗出，常伴鼻流黄涕，口渴、头痛、身楚，或见恶风、身热等风热表证，舌苔薄黄，脉浮数或浮滑	风热犯肺，肺失宣肃	疏风清热，宣肺止咳	桑菊饮加减
风燥伤肺证	干咳，连声作呛，喉痒，咽喉干痛，唇鼻干燥，无痰或痰少而黏，不易咳出，或痰中带有血丝，口干，初起或伴鼻塞、头痛、微寒、身热等表证，舌质红干而少津，苔薄白或薄黄，脉浮数或小数	风燥伤肺，肺失清润	疏风清肺，润燥止咳	桑杏汤加减

续表

证型	证候	证机概要	治法	方药
痰湿蕴肺证	咳嗽反复发作，咳声重浊，痰多，因痰而嗽，痰出咳平，痰黏腻或稠厚成块，色白或带灰色，每于早晨或食后则咳甚痰多，进甘甜油腻食物加重，胸闷脘痞，呕恶食少，体倦，大便时溏，舌苔白腻，脉濡滑	脾虚生痰，上渍于肺，壅遏肺气	燥湿化痰，理气止咳	二陈平胃散合三子养亲汤加减
痰热郁肺证	咳嗽，气息粗促，或喉中有痰声，痰多质黏厚或稠黄，咳吐不爽，或咳血痰，胸胁胀满，咳时引痛，面赤，或有身热，口干而黏，欲饮水，舌质红，舌苔薄黄腻，脉滑数	痰热壅肺，肺失肃降	清热肃肺，豁痰止咳	清金化痰汤加减
肝火犯肺证	咳嗽呈阵发性，表现为上气咳逆阵作，咳时面赤，咽干口苦，常感痰滞咽喉而咳之难出，量少质黏，或如絮条，胸胁胀痛，咳时引痛，症状可随情绪波动而增减，舌红或舌边红，舌苔薄黄少津，脉弦数	肝郁化火，上逆侮肺	清肺泻肝，顺气降火	黛蛤散合黄芩泻白散加减

续表

证型	证候	证机概要	治法	方药
肺阴亏耗证	干咳，咳声短促，痰少黏白，或痰中带血丝，或声音逐渐嘶哑，口干咽燥，或午后潮热，颧红，盗汗，日渐消瘦，神疲，舌质红少苔，脉细数	肺阴亏虚，虚热内灼，肺失润降	滋阴清热，润肺止咳	沙参麦冬汤加减

考点3 ★★★ 哮病

1. 诊断依据

（1）呈反复发作性。常为突然发作，可见鼻痒、喷嚏、咳嗽、胸闷等先兆。喉中有明显哮鸣声，呼吸困难，不能平卧，甚至面色苍白，唇甲青紫，可于数分钟、数小时后缓解。

（2）平时可一如常人，或稍感疲劳、纳差。但病程日久，反复发作，导致正气亏虚，可常有轻度哮鸣，甚至在大发作时持续难平，出现喘脱。

（3）部分患者发病与先天禀赋有关，家族中可有哮病史。常因气候突变、环境因素、饮食不当、情志失调、劳累等诱发。

2. 病证鉴别 哮病与喘证：哮病和喘证都有呼吸急促、困难的表现。哮必兼喘，但喘未必兼哮。哮指声响言，喉中哮鸣有声，是一种反复发作的独立性疾病；喘指气息言，为呼吸气促困难，是多种肺系急慢性疾病的一个症状。

3. 辨证论治

证型	证候	证机概要	治法	方药
冷哮证	喉中哮鸣如水鸡声,呼吸急促,喘憋气逆,胸膈满闷如塞,咳不甚,痰少咳吐不爽,色白而多泡沫,口不渴或渴喜热饮,形寒怕冷,天冷或受寒易发,面色青晦,舌苔白滑,脉弦紧或浮紧	寒痰伏肺,遇感触发,痰升气阻,肺失宣畅	宣肺散寒,化痰平喘	射干麻黄汤或小青龙汤加减
热哮证	喉中哮鸣如吼,喘而气粗息涌,胸高胁胀,咳呛阵作,咳痰色黄或白,黏浊稠厚,咳吐不利,口苦,口渴喜饮,汗出,面赤,或有身热,舌苔黄腻,质红,脉滑数或弦滑	痰热蕴肺,壅阻气道,肺失清肃	清热宣肺,化痰定喘	定喘汤或越婢加半夏汤加减
寒包热哮证	喉中哮鸣有声,胸膈烦闷,呼吸急促,喘咳气逆,咳痰不爽,痰黏色黄,或黄白相兼,烦躁,发热,恶寒,无汗,身痛,口干欲饮,大便偏干,舌苔白腻,舌尖边红,脉弦紧	痰热壅肺,复感风寒,客寒包火,肺失宣降	解表散寒,清化痰热	小青龙加石膏汤或厚朴麻黄汤加减

续表

证型	证候	证机概要	治法	方药
风痰哮证	喉中痰涎壅盛,声如拽锯,或鸣声如吹哨笛,喘急胸满,但坐不得卧,咳痰黏腻难出,或为白色泡沫痰,无明显寒热倾向,面色青暗,起病多急,常倏忽来去,发前自觉鼻、咽、眼、耳发痒,喷嚏、鼻塞,流涕,胸部憋塞,随之迅即发作,舌苔厚浊,脉滑实	痰浊伏肺,风邪引触,肺气郁闭,升降失司	祛风涤痰,降气平喘	三子养亲汤加味
虚哮证	喉中哮鸣如鼾,声低,气短息促,动则喘甚,发作频繁,甚则持续喘哮,口唇、爪甲青紫,咳痰无力,痰涎清稀或质黏起沫,面色苍白或颧红唇紫,口不渴或咽干口渴,形寒肢冷或烦热,舌质淡或偏红,或紫暗,脉沉细或细数	哮病久发,痰气瘀阻,肺肾两虚,摄纳失常	补肺纳肾,降气化痰	平喘固本汤加减

续表

证型	证候	证机概要	治法	方药
肺脾气虚证	有哮喘反复发作史，气短声低，自汗，怕风，常易感冒，倦怠无力，食少便溏，或喉中时有轻度哮鸣，痰多质稀，色白，舌质淡，苔白，脉细弱	哮病日久，肺虚不能主气，脾虚健运无权，气不化津，痰饮蕴肺，肺气上逆	健脾益气，补土生金	六君子汤加减
肺肾两虚证	有哮喘发作史，短气息促，动则为甚，吸气不利，咳痰质黏起沫，脑转耳鸣，腰酸腿软，心慌，不耐劳累，或五心烦热，颧红，口干，舌质红少苔，脉细数，或畏寒肢冷，面色苍白，舌苔淡白，质胖，脉沉细	哮病久发，精气亏乏，肺肾摄纳失常，气不归原，津凝为痰	补肺益肾	生脉地黄汤合金水六君煎加减

考点4 ★★★　喘证

1.诊断依据

（1）以喘促短气，呼吸困难，甚至张口抬肩，鼻翼扇动，不能平卧，口唇发绀为特征。

（2）可有慢性咳嗽、哮病、肺痨、心悸等病史，每遇外感及劳累而诱发。

2.病证鉴别　喘证与哮病：喘证和哮病都有呼吸急促、困难的表现。喘指气息而言，为呼吸气促困难，甚则张口抬肩，摇身撷肚，是多种肺系疾病的一个症状；哮指声响而言，必见喉中哮鸣有声，亦伴呼吸困难，是一种反复发作的独立性疾病。喘未必兼哮，而哮必兼喘。

3. 辨证论治

证型	证候	证机概要	治法	方药
风寒壅肺证	喘息咳逆，呼吸急促，胸部胀闷，痰多稀薄而带泡沫，色白质黏，常有头痛、恶寒，或有发热，口不渴，无汗，舌苔薄白而滑，脉浮紧	风寒上受，内舍于肺，邪实气壅，肺气不宣	宣肺散寒	麻黄汤合华盖散加减
表寒肺热证	喘逆上气，胸胀或痛，息粗，鼻扇，咳而不爽，吐痰稠黏，伴形寒，身热，烦闷，身痛，有汗或无汗，口渴，舌苔薄白或黄，舌边红，脉浮数或滑	寒邪束表，热郁于肺，肺气上逆	解表清里，化痰平喘	麻杏石甘汤加味
痰热郁肺证	喘促气涌，胸部胀痛，咳嗽痰多，质黏色黄，或兼有血色，伴胸中烦闷，身热，有汗，口渴而喜冷饮，面赤，咽干，小便赤涩，大便或秘，舌质红，舌苔薄黄或腻，脉滑数	邪热蕴肺，蒸液成痰，痰热壅滞，肺失清肃	清热化痰，宣肺平喘	桑白皮汤加减
痰浊阻肺证	喘而胸满闷塞，甚则胸盈仰息，咳嗽，痰多黏腻色白，咳吐不利，兼有呕恶，食少，口黏不渴，舌苔白腻，脉滑或濡	中阳不运，积湿生痰，痰浊壅肺，肺失肃降	祛痰降逆，宣肺平喘	二陈汤合三子养亲汤加减

续表

证型	证候	证机概要	治法	方药
肺气郁痹证	喘促症状每遇情志刺激而诱发，发时突然呼吸短促，息粗气憋，胸闷胸痛，咽中如窒，但喉中痰鸣不著，或无痰声。平素常多忧思抑郁，失眠，心悸。苔薄，脉弦	肝郁气逆，上冲犯肺，肺气不降	开郁降气平喘	五磨饮子加减
肺气虚耗证	喘促短气，气怯声低，喉有鼾声，咳声低弱，痰吐稀薄，自汗畏风，或见咳呛，痰少质黏，烦热而渴，咽喉不利，面颧潮红，舌质淡红或有苔剥，脉软弱或细数	肺气亏虚，气失所主，或肺阴亏虚，虚火上炎，肺失清肃	补肺益气养阴	生脉散合补肺汤加减
肾虚不纳证	喘促日久，动则喘甚，呼多吸少，气不得续，形瘦神惫，跗肿，汗出肢冷，面青唇紫，舌淡苔白或黑而润滑，脉微细或沉弱，或见喘咳，面红烦躁，口咽干燥，足冷，汗出如油，舌红少津，脉细数	肺病及肾，肺肾俱虚，气失摄纳	补肾纳气	金匮肾气丸合参蛤散加减
正虚喘脱证	喘逆剧甚，张口抬肩，鼻扇气促，端坐不能平卧，稍动则咳喘欲绝，或有痰鸣，心慌动悸，烦躁不安，面青唇紫，汗出如珠，肢冷，脉浮大无根，或见歇止，或模糊不清	肺气欲绝，心肾阳衰	扶阳固脱，镇摄肾气	参附汤送服黑锡丹，配合蛤蚧粉

16

考点5 ★★★　肺痨

1. 诊断依据

（1）有与肺痨病人的密切接触史。

（2）以咳嗽、咯血、潮热、盗汗及形体明显消瘦为主要临床表现。

（3）初期病人仅感疲劳乏力、干咳、食欲不振，形体逐渐消瘦。

2. 病证鉴别

（1）肺痨与虚劳　肺痨与虚劳均为慢性虚损性疾患。但肺痨具有传染特点，是一个独立的慢性传染性疾患，有其发生发展及传变规律；虚劳病缘于内伤亏损，是多种慢性疾病虚损证候的总称。肺痨病位主要在肺，不同于虚劳的五脏并重，以肾为主；肺痨的病理主在阴虚，不同于虚劳的阴阳并重。

（2）肺痨与肺痿　肺痨与肺痿均为病位在肺的慢性虚损性疾患，但肺痿是肺部多种慢性疾患后期转归而成，如肺痈、肺痨、久嗽等导致肺叶痿弱不用，俱可成痿。肺痨后期亦可以转成肺痿。但必须明确肺痨并不等于就是肺痿，两者有因果、轻重的不同。若肺痨的晚期，出现干咳、咳吐涎沫等症者，即已转属肺痿之候。在临床上肺痿是以咳吐浊唾涎沫为主症，而肺痨是以咳嗽、咯血、潮热、盗汗为特征。

3. 辨证论治

证型	证候	证机概要	治法	方药
肺阴亏损证	干咳,咳声短促,或咳少量黏痰,或痰中带有血丝,色鲜红,胸部隐隐闷痛,午后自觉手足心热,或见少量盗汗,皮肤干灼,口干咽燥,近期曾有与肺痨病人接触史,舌苔薄白,舌边尖红,脉细数	阴虚肺燥,肺失滋润,肺伤络损	滋阴润肺	月华丸加减
虚火灼肺证	呛咳气急,痰少质黏,或吐痰黄稠量多,时时咯血,血色鲜红,混有泡沫痰涎,午后潮热,骨蒸颧红,五心烦热,盗汗量多,口渴心烦,失眠,性情急躁易怒,或胸胁掣痛,男子可见遗精,女子月经不调,形体日益消瘦,近期曾有与肺痨病人接触史,舌干而红,苔薄黄而剥,脉细数	肺肾阴伤,水亏火旺,燥热内灼,络损血溢	滋阴降火	百合固金汤合秦艽鳖甲散加减

续表

证型	证候	证机概要	治法	方药
气阴耗伤证	咳嗽无力，气短声低，咳痰清稀色白，量较多，偶或夹血，或咯血，血色淡红，午后潮热，伴有畏风，怕冷，自汗与盗汗可并见，纳少神疲，便溏，面白，颧红，近期曾有与肺痨病人接触史，舌质光淡，边有齿印，苔薄，脉细弱而数	阴伤气耗，肺脾两虚，肺气不清，脾虚不健	益气养阴	保真汤或参苓白术散加减
阴阳两虚证	肺痨病日久，咳逆喘息，少气，咳痰色白有沫，或夹血丝，血色暗淡，潮热，自汗，盗汗，声嘶或失音，面浮肢肿，心慌，唇紫，肢冷，形寒，或见五更泄泻，口舌生糜，大肉尽脱，男子遗精阳痿，女子经闭，苔黄而剥，舌质光淡隐紫，少津，脉微细而数，或虚大无力	阴伤及阳，精气虚竭，肺、脾、肾俱损	滋阴补阳	补天大造丸加减

考点6 ★★ 肺胀（2020年新增考点）

1. 诊断依据

（1）有慢性肺系疾患病史，反复发作。时轻时重，经久难愈。多见于老年人。

（2）临床表现为胸部膨满，胸中憋闷如塞，咳逆上气，痰多，喘息，动则加剧，甚则鼻扇气促，张口抬肩，目胀如脱,烦躁不安,日久可见心慌动悸,面唇紫绀,脘腹胀满,肢体浮肿,严重者可出现喘脱。

(3)常因外感而诱发。其他,如劳倦过度、情志刺激等也可诱发。

2. 病证鉴别

肺胀与哮病、喘证 肺胀与哮病、喘证均以咳而上气、喘满为主症,有其类似之处。区别言之,肺胀是多种慢性肺系疾病日久积渐而成,除咳喘外,尚有胸部膨满、心悸、唇甲紫绀、腹胀肢肿等症状;哮病是呈反复发作性的疾病,以喉中哮鸣有声为特征;喘是多种急慢性疾病的一个症状,以呼吸气促困难为主要表现。从三者的相互关系来看,肺胀可以隶属于喘证的范畴,哮与喘经久不愈又可发展成为肺胀。

3. 辨证论治

证型	证候	证机概要	治法	方药
外寒里饮证	咳逆喘满不得卧,气短气急,咳痰白稀量多,呈泡沫状,胸部膨满,口干不欲饮,面色青暗,周身酸楚,头痛,恶寒,无汗,舌质暗淡,苔白滑,脉浮紧	寒邪束表,痰饮阻遏,气机壅滞,肺气上逆	温肺散寒,化痰降逆	小青龙汤加减
痰浊壅肺证	胸部膨满,短气喘息,稍劳即著,咳嗽痰多,色白黏腻或呈泡沫,畏风易汗,脘痞纳少,倦怠乏力,舌暗,苔薄腻或浊腻,脉小滑	肺虚脾弱,痰浊内蕴,肺失宣降	化痰降气,健脾益肺	苏子降气汤合三子养亲汤加减

续表

证型	证候	证机概要	治法	方药
痰热郁肺证	咳逆,喘息气粗,胸部膨满,烦躁,目睛突,痰黄或白,黏稠难咳,或伴身热,微恶寒,有汗不多,口渴欲饮,溲黄赤,便干,舌边尖红,苔黄或黄腻,脉数或滑数	痰热壅肺,清肃失司,肺气上逆	清肺化痰,降逆平喘	越婢加半夏汤或桑白皮汤加减
痰蒙神窍证	胸部膨满,神志恍惚,表情淡漠,谵妄,烦躁不安,撮空理线,嗜睡,甚则昏迷,或伴肢体瞤动,抽搐,咳逆喘促,咳痰不爽,舌质暗红或淡紫,苔白腻或黄腻,脉细滑数	痰蒙神窍,引动肝风	涤痰,开窍,息风	涤痰汤加减
阳虚水泛证	胸部膨满,喘咳不能平卧,咳痰清稀,心悸,面浮,下肢浮肿,甚则一身悉肿,腹部胀满有水,脘痞,纳差,尿少,怕冷,面唇青紫,舌苔白滑,舌体胖质暗,脉沉细或结代	心肾阳虚,气不化水,水饮内停	温肾健脾,化饮利水	真武汤合五苓散加减

续表

证型	证候	证机概要	治法	方药
肺肾气虚证	胸部膨满，呼吸浅短难续，声低气怯，甚则张口抬肩，倚息不能平卧，咳嗽，痰白如沫，咳吐不利，胸闷心慌，形寒汗出，或腰膝酸软，小便清长，或尿有余沥，舌淡或暗紫，脉沉细数无力，或有结代	肺肾两虚，气失摄纳	补肺纳肾，降气平喘	平喘固本汤合补肺汤加减

考点7★★★ 心悸

1. 诊断依据

（1）自觉心中悸动不安，心搏异常，或快速，或缓慢，或跳动过重，或忽跳忽止，呈阵发性或持续不断，神情紧张，心慌不安，不能自主。

（2）伴有胸闷不舒，易激动，心烦寐差，颤抖乏力，头晕等症。中老年患者，可伴有心胸疼痛，甚则喘促，汗出肢冷，或见晕厥。

（3）可见数、促、结、代、缓、沉、迟等脉象。

（4）常由情志刺激，如惊恐、紧张及劳倦、饮酒、饱食等因素诱发。

2. 病证鉴别

（1）惊悸与怔忡　惊悸发病，多与情绪因素有关，可由骤遇惊恐、忧思恼怒、悲哀过极或过度紧张而诱发，多为阵发性，病来虽速，病情较轻，实证居多，病势轻浅，可自行缓解，不发时如常人。怔忡多由久病体虚，心脏受损所致，无精神等因素亦可发生，常持续心悸，心中惕惕，不能自控，活动后加重，多属虚证，或虚中夹实，病来虽渐，病情较重，不发时亦可兼见脏腑虚损症状。惊悸日久不愈，亦可形成怔忡。

（2）心悸与奔豚 奔豚发作之时，亦觉心胸躁动不安。本病与心悸的鉴别要点为：心悸为心中剧烈跳动，发自于心；奔豚乃上下冲逆，发自少腹。

3. 辨证论治

证型	证候	证机概要	治法	方药
心虚胆怯证	心悸不宁，善惊易恐，坐卧不安，不寐多梦而易惊醒，恶闻声响，食少纳呆，苔薄白，脉细略数或细弦	气血亏损，心虚胆怯，心神失养	镇惊定志，养心安神	安神定志丸加减
心血不足证	心悸气短，头晕目眩，失眠健忘，面色无华，倦怠乏力，纳呆食少，舌淡红，苔薄白，脉细弱	心血亏耗，心失所养，心神不宁	补血养心，益气安神	归脾汤加减
心阳不振证	心悸不安，胸闷气短，动则尤甚，面色苍白，形寒肢冷，舌淡苔白，脉虚弱或沉细无力	心阳虚衰，无以温养心神	温补心阳，安神定悸	桂枝甘草龙骨牡蛎汤合参附汤加减
水饮凌心证	心悸眩晕气急，胸闷痞满，渴不欲饮，小便短少，或下肢浮肿，形寒肢冷，伴恶心、欲吐、流涎，舌淡胖，苔白滑，脉弦滑或沉细而滑	脾肾阳虚，水饮内停，上凌于心，扰乱心神	振奋心阳，化气行水，宁心安神	苓桂术甘汤加减

续表

证型	证候	证机概要	治法	方药
阴虚火旺证	心悸易惊，心烦失眠，五心烦热，口干，盗汗，思虑劳心则症状加重，伴耳鸣腰酸，头晕目眩，急躁易怒，舌红少津，苔少或无，脉细数	肝肾阴虚，水不济火，心火内动，扰动心神	滋阴清火，养心安神	天王补心丹合朱砂安神丸加减
瘀阻心脉证	心悸不安，胸闷不舒，心痛时作，痛如针刺，唇甲青紫，舌质紫暗或有瘀斑，脉涩或结或代	血瘀气滞，心脉瘀阻，心阳被遏，心失所养	活血化瘀，理气通络	桃仁红花煎加减
痰火扰心证	心悸时发时止，受惊易作，胸闷烦躁，失眠多梦，口干苦，大便秘结，小便短赤，舌红，苔黄腻，脉弦滑	痰浊停聚，郁久化火，痰火扰心，心神不安	清热化痰，宁心安神	黄连温胆汤加减

考点8 ★★★ 胸痹

1. 诊断依据

（1）胸痹以胸部闷痛为主症，患者多见膻中或心前区憋闷疼痛，甚则痛彻左肩背、咽喉、胃脘部、左上臂内侧等部位，呈反复发作性，一般持续几秒到几十分钟，休息或用药后可缓解。

（2）常伴有心悸、气短、自汗，甚则喘息不得卧，严重者可见胸痛剧烈，持续不解，汗出肢冷，面色苍白，唇甲青紫，脉散乱或微细欲绝等危候，可发生猝死。

（3）多见于中年以上，常因操劳过度、抑郁恼怒、多饮暴食或气候变化而诱发，亦有无明显诱因或安静时发病者。

2. 病证鉴别

（1）胸痹与悬饮　悬饮、胸痹均有胸痛，但胸痹为当胸闷痛，并可向左肩或左臂内侧等部位放射，常因受寒、饱餐、情绪激动、劳累而突然发作，历时短暂，休息或用药后得以缓解。悬饮为胸胁胀痛，持续不解，多伴有咳唾、转侧、呼吸时疼痛加重，肋间饱满，并有咳嗽、咳痰等肺系证候。

（2）胸痹与胃脘痛　心在脘上，脘在心下，故有胃脘当心而痛之称，以其部位相近。胸痹之不典型者，其疼痛可在胃脘部，极易混淆。但胸痹以闷痛为主，时间极短，虽与饮食有关，但休息、服药常可缓解。胃脘痛与饮食相关，以胀痛为主，局部有压痛，持续时间较长，常伴有泛酸、嘈杂、嗳气、呃逆等胃部症状。

（3）胸痹与真心痛　真心痛乃胸痹的进一步发展，症见心痛剧烈，甚则持续不解，伴有汗出、肢冷、面白、唇紫、手足青至节、脉微或结代等的危重急症。

3. 辨证论治

证型	证候	证机概要	治法	方药
心血瘀阻证	心胸疼痛，如刺如绞，痛有定处，入夜为甚，甚则心痛彻背，背痛彻心，或痛引肩背，伴有胸闷，日久不愈，可因暴怒、劳累而加重，舌质紫暗，有瘀斑，苔薄，脉弦涩	血行瘀滞，胸阳痹阻，心脉不畅	活血化瘀，通脉止痛	血府逐瘀汤加减

续表

证型	证候	证机概要	治法	方药
气滞心胸证	心胸满闷，隐痛阵发，痛有定处，时欲太息，遇情志不遂时容易诱发或加重，或兼有胃脘胀闷，得嗳气或矢气则舒，苔薄或薄腻，脉细弦	肝失疏泄，气机郁滞，心脉不和	疏肝理气，活血通络	柴胡疏肝散加减
痰浊闭阻证	胸闷重而心痛微，痰多气短，肢体沉重，形体肥胖，遇阴雨天而易发作或加重，伴有倦怠乏力，纳呆便溏，咳吐痰涎，舌体胖大且边有齿痕，苔浊腻或白滑，脉滑	痰浊盘踞，胸阳失展，气机痹阻，脉络阻滞	通阳泄浊，豁痰宣痹	栝蒌薤白半夏汤合涤痰汤加减
寒凝心脉证	猝然心痛如绞，心痛彻背，喘不得卧，多因气候骤冷或骤感风寒而发病或加重，伴形寒，甚则手足不温，冷汗自出，胸闷气短，心悸，面色苍白，苔薄白，脉沉紧或沉细	素体阳虚，阴寒凝滞，心脉痹阻，心阳不振	辛温散寒，宣通心阳	枳实薤白桂枝汤合当归四逆汤加减
气阴两虚证	心胸隐痛，时作时休，心悸气短，动则益甚，伴倦怠乏力，声息低微，易汗出，舌质淡红，舌体胖且边有齿痕，苔薄白，脉虚细缓或结代	心气不足，阴血亏耗，血行瘀滞	益气养阴，活血通脉	生脉散合人参养荣汤加减

续表

证型	证候	证机概要	治法	方药
心肾阴虚证	心痛憋闷，心悸盗汗，虚烦不寐，腰酸膝软，头晕耳鸣，口干便秘，舌红少津，苔薄或剥，脉细数或促代	水不济火，虚热内灼，心失所养，血脉不畅	滋阴清火，养心和络	天王补心丹合炙甘草汤加减
心肾阳虚证	心悸而痛，胸闷气短，动则更甚，自汗，面色㿠白，神倦怯寒，四肢欠温或肿胀，舌质淡胖，边有齿痕，苔白或腻，脉沉细迟	阳气虚衰，胸阳不振，气机痹阻，血行瘀滞	温补阳气，振奋心阳	参附汤合右归饮加减

考点9★★★ 不寐

1. 诊断依据

（1）轻者入寐困难或寐而易醒，醒后不寐，连续3周以上，重者彻夜难眠。

（2）常伴有头痛、头昏、心悸、健忘、神疲乏力、心神不宁、多梦等症。

（3）本病证常有饮食不节，情志失常，劳倦、思虑过度，病后，体虚等病史。

2. 病证鉴别 不寐应与一时性失眠、生理性少寐、他病痛苦引起的失眠相区别。不寐是指单纯以失眠为主症，表现为持续的、严重的睡眠困难。若因一时性情志影响或生活环境改变引起的暂时性失眠不属病态。至于老年人少寐早醒，亦多属生理状态。若因其他疾病痛苦引起失眠者，则应以祛除有关病因为主。

3. 辨证论治

证型	证候	证机概要	治法	方药
肝火扰心证	不寐多梦，甚则彻夜不眠，急躁易怒，伴头晕胀，目赤耳鸣，口干而苦，不思饮食，便秘溲赤，舌红苔黄，脉弦而数	肝郁化火，上扰心神	疏肝泻火，镇心安神	龙胆泻肝汤加减
痰热扰心证	心烦不寐，胸闷脘痞，泛恶嗳气，伴口苦，头重目眩，舌偏红，苔黄腻，脉滑数	湿食生痰，郁痰生热，扰动心神	清化痰热，和中安神	黄连温胆汤加减
心脾两虚证	不易入睡，多梦易醒，心悸健忘，神疲食少，伴头晕目眩，四肢倦怠，腹胀便溏，面色少华，舌淡苔薄，脉细无力	脾虚血亏，心神失养，神不安舍	补益心脾，养血安神	归脾汤加减
心肾不交证	心烦不寐，入睡困难，心悸多梦，伴头晕耳鸣，腰膝酸软，潮热盗汗，五心烦热，咽干少津，男子遗精，女子月经不调，舌红少苔，脉细数	肾水亏虚，不能上济于心，心火炽盛，不能下交于肾	滋阴降火，交通心肾	六味地黄丸合交泰丸加减
心胆气虚证	虚烦不寐，触事易惊，终日惕惕，胆怯心悸，伴气短自汗，倦怠乏力，舌淡，脉弦细	心胆虚怯，心神失养，神魂不安	益气镇惊，安神定志	安神定志丸合酸枣仁汤加减

考点 10 ★★★ 痫病

1. 诊断依据

（1）任何年龄、性别均可发病，但多在儿童期、青春期或青年期发病,多有家族史,每因惊恐、劳累、情志过极等诱发。

(2)**典型发作时突然昏倒**,不省人事,两目上视,项背强直,四肢抽搐,口吐涎沫,或有异常叫声,或仅有突然呆木,两眼瞪视,呼之不应,或头部下垂,腹软无力,面色苍白等。

(3)局限性发作可见多种形式,如口、眼、手等局部抽搐而无突然昏倒,或凝视,或语言障碍,或无意识动作等。多数在数秒至数分钟即止。

(4)发作前可有眩晕、胸闷等先兆症状。

(5)发作突然,醒后如常人,醒后对发作时情况不知,反复发作。

(6)脑电图在发作期描记到对称性同步化棘波或棘-慢波等阳性表现,有条件者做磁共振等相应检查。

2. 病证鉴别

(1)*痫病与中风* 典型发作痫病与中风病均有突然仆倒,昏不知人等,但痫病有反复发作史,发作时口吐涎沫,两目上视,四肢抽搐,或作怪叫声,可自行苏醒,无半身不遂、口舌歪斜等症,而中风病则仆地无声,昏迷持续时间长,醒后常有半身不遂等后遗症。

(2)*痫病与厥证* 厥证除见突然仆倒、昏不知人主症外,还有面色苍白,四肢厥冷,或见口噤,握拳,手指拘急,而无口吐涎沫,两目上视,四肢抽搐和病作怪叫之兼症,临床上不难区别。

(3)*痫病与痉证* 两者都具有四肢抽搐等症状,但痫病仅见于发作之时,兼有口吐涎沫,病作怪叫,醒后如常人。而痉证多见持续发作,伴有角弓反张,身体强直,经治疗恢复后,或仍有原发疾病的存在。

3. 辨证论治

证型	证候	证机概要	治法	方药
风痰闭阻证	发病前常有眩晕，头昏，胸闷，乏力，痰多，心情不悦。发作呈多样性，或见突然跌倒，神志不清，抽搐吐涎，或伴尖叫与二便失禁，或短暂神志不清，双目发呆，茫然所失，谈话中断，持物落地，或精神恍惚而无抽搐，舌质红，苔白腻，脉多弦滑有力	痰浊素盛，肝阳化风，痰随风动，风痰闭阻，上干清窍	涤痰息风，开窍定痫	定痫丸加减
痰火扰神证	发作时昏仆抽搐，吐涎，或有吼叫，平时急躁易怒，心烦失眠，咳痰不爽，口苦咽干，便秘溲黄，病发后，症情加重，彻夜难眠，目赤，舌红，苔黄腻，脉弦滑而数	痰浊蕴结，气郁化火，痰火内盛，上扰脑神	清热泻火，化痰开窍	龙胆泻肝汤合涤痰汤加减
瘀阻脑络证	平素头晕头痛，痛有定处，常伴单侧肢体抽搐，或一侧面部抽动，颜面口唇青紫，舌质暗红或有瘀斑，舌苔薄白，脉涩或弦。多继发于颅脑外伤、产伤、颅内感染性疾患后，或先天脑发育不全	瘀血阻窍，脑络闭塞，脑神失养而风动	活血化瘀，息风通络	通窍活血汤加减
心脾两虚证	反复发痫不愈，神疲乏力，心悸气短，失眠多梦，面色苍白，体瘦纳呆，大便溏薄，舌质淡，苔白腻，脉沉细而弱	痫发日久，耗伤气血，心脾两伤，心神失养	补益气血，健脾宁心	六君子汤合归脾汤加减

30

续表

证型	证候	证机概要	治法	方药
心肾亏虚证	痫病频发，神思恍惚，心悸，健忘失眠，头晕目眩，两目干涩，面色晦暗，耳轮焦枯不泽，腰膝酸软，大便干燥，舌质淡红，脉沉细而数	痫病日久，心肾精血亏虚，髓海不足，脑失所养	补益心肾，潜阳安神	左归丸合天王补心丹加减

考点11 ★★★ 胃痛

1. 诊断依据

（1）上腹近心窝处胃脘部发生疼痛为其特征，其疼痛有胀痛、刺痛、隐痛、剧痛等不同的性质。

（2）常伴食欲不振、恶心呕吐、嘈杂泛酸、嗳气吞腐等上消化道症状。

（3）发病特点，以中青年居多，多有反复发作病史。发病前多有明显的诱因，如天气变化、恼怒、劳累、暴饮暴食、饥饿、进食生冷干硬辛辣醇酒，或服用有损脾胃的药物等。

2. 病证鉴别

（1）胃痛与真心痛　真心痛是心经病变所引起的心痛证，多见于老年人，为当胸而痛，其多绞痛、闷痛，动辄加重，痛引肩背，常伴心悸气短、汗出肢冷，病情危急。而胃痛多表现为胀痛、刺痛、隐痛，有反复发作史，一般无放射痛，伴有嗳气、泛酸、嘈杂等胃证候。

（2）胃痛与胁痛　胁痛是以胁部疼痛为主症，可伴发热恶寒，或目黄肤黄，或胸闷太息，极少伴嘈杂泛酸、嗳气吞腐。肝气犯胃的胃痛有时亦可攻痛连胁，但仍以胃脘部疼痛为主症。

（3）胃痛与腹痛　腹痛是以胃脘部以下、耻骨毛际以上整个部位疼痛为主症，胃痛是以上腹胃脘部近心窝处疼痛为主症，两者仅就疼痛部位来说，是有区别的。但胃处腹中，与肠相连，因而胃痛可以影响及腹，而腹痛亦可牵连于胃，这就要从其疼痛的主要部位和如何起病来加以辨别。

3. 辨证论治

证型	证候	证机概要	治法	方药
寒邪客胃证	胃痛暴作，恶寒喜暖，得温痛减，遇寒加重，口淡不渴，或喜热饮，舌淡苔薄白，脉弦紧	寒凝胃脘，阳气被遏，气机阻滞	温胃散寒，行气止痛	香苏散合良附丸加减
饮食伤胃证	胃脘疼痛，胀满拒按，嗳腐吞酸，或呕吐不消化食物，其味腐臭，吐后痛减，不思饮食，大便不爽，得矢气及便后稍舒，舌苔厚腻，脉滑	饮食积滞，阻塞胃气	消食导滞，和胃止痛	保和丸加减
肝气犯胃证	胃脘胀痛，痛连两胁，遇烦恼则痛作或痛甚，嗳气、矢气则痛舒，胸闷嗳气，喜长叹息，大便不畅，舌苔多薄白，脉弦	肝气郁结，横逆犯胃，胃气阻滞	疏肝解郁，理气止痛	柴胡疏肝散加减
湿热中阻证	胃脘疼痛，痛势急迫，脘闷灼热，口干口苦，口渴而不欲饮，纳呆恶心，小便色黄，大便不畅，舌红，苔黄腻，脉滑数	湿热蕴结，胃气痞阻	清化湿热，理气和胃	清中汤加减

续表

证型	证候	证机概要	治法	方药
瘀血停胃证	胃脘疼痛,如针刺,似刀割,痛有定处,按之痛甚,痛时持久,食后加剧,入夜尤甚,或见吐血黑便,舌质紫暗或有瘀斑,脉涩	瘀停胃络,脉络壅滞	化瘀通络,理气和胃	失笑散合丹参饮加减
胃阴亏耗证	胃脘隐隐灼痛,似饥而不欲食,口燥咽干,五心烦热,消瘦乏力,口渴思饮,大便干结,舌红少津,脉细数	胃阴亏耗,胃失濡养	养阴益胃,和中止痛	一贯煎合芍药甘草汤加减
脾胃虚寒证	胃痛隐隐,绵绵不休,喜温喜按,空腹痛甚,得食则缓,劳累或受凉后发作或加重,泛吐清水,神疲纳呆,四肢倦怠,手足不温,大便溏薄,舌淡苔白,脉虚弱或迟缓	脾虚胃寒,失于温养	温中健脾,和胃止痛	黄芪建中汤加减

考点12 ★★★　呕吐

1. 诊断依据

(1) 临床以呕吐饮食、痰涎、水液等胃内容物为主症。

(2) 常伴有恶心、纳呆、泛酸嘈杂、胸脘痞闷等症。

(3) 起病或缓或急,多因饮食、情志、寒温不适、闻及不良气味等因素而诱发,或有服用药物、误食毒物史。

2. 病证鉴别

(1) **呕吐与反胃**　呕吐与反胃,同属胃部的病变,其病机都是胃失和降,气逆于上,而且都有呕吐的临床表现。但反胃系脾胃虚寒，胃中无火，难以腐熟食入之谷物，朝食暮吐，暮食朝吐，吐出物多为未消化之宿食，呕吐量较多，吐后即感舒适。呕吐有感受外邪、饮食不节、情志失调和胃虚失和的不同，往往吐无定时，或轻或重，吐出物为食物或痰涎清水，呕吐量或多或少。

（2）呕吐与噎膈 呕吐与噎膈，皆有呕吐的症状。然呕吐之病，进食顺畅，吐无定时。噎膈之病，进食哽噎不顺或食不得入，或食入即吐，甚则因噎废食。呕吐大多病情较轻，病程较短，预后尚好。而噎膈多因内伤所致，病情深重，病程较长，预后欠佳。

3. 辨证论治

证型	证候	证机概要	治法	方药
外邪犯胃证	突然呕吐，胸脘满闷，发热恶寒，头身疼痛，舌苔白腻，脉濡缓	外邪犯胃，中焦气滞，浊气上逆	疏邪解表，化浊和中	藿香正气散加减
食滞内停证	呕吐酸腐，脘腹胀满，嗳气厌食，大便或溏或结，舌苔厚腻，脉滑实	食积内停，气机受阻，浊气上逆	消食化滞，和胃降逆	保和丸加减
痰饮中阻证	呕吐清水痰涎，脘闷不食，头眩心悸，舌苔白腻，脉滑	痰饮内停，中阳不振，胃气上逆	温中化饮，和胃降逆	小半夏汤合苓桂术甘汤加减
肝气犯胃证	呕吐吞酸，嗳气频繁，胸胁胀痛，舌淡红，苔薄，脉弦	肝气不疏，横逆犯胃，胃失和降	疏肝理气，和胃降逆	四七汤加减

续表

证型	证候	证机概要	治法	方药
脾胃气虚证	恶心呕吐,食欲不振,食入难化,脘部痞闷,大便不畅,舌淡胖,苔薄,脉细	脾胃气虚,纳运无力,胃虚气逆	健脾益气,和胃降逆	香砂六君子汤加减
脾胃阳虚证	饮食稍多即吐,时作时止,面色㿠白,倦怠乏力,喜暖恶寒,四肢不温,大便溏薄,舌质淡,脉濡弱	脾胃虚寒,失于温煦,运化失职	温中健脾,和胃降逆	理中汤加减
胃阴不足证	呕吐反复发作,或时作干呕,似饥而不欲食,口燥咽干,舌红少津,脉细数	胃阴不足,胃失濡润,和降失司	滋养胃阴,降逆止呕	麦门冬汤加减

考点 13 ★★★ 腹痛

1. 诊断依据

(1)凡是以胃脘以下、耻骨毛际以上部位的疼痛为主要表现者,即为腹痛。其疼痛性质各异,若病因外感,突然剧痛,伴发症状明显者,属于急性腹痛;病因内伤,起病缓慢,痛势缠绵者,则为慢性腹痛。临床可据此进一步辨病。

(2)注意与腹痛相关的病因、脏腑经络相关的症状。如涉及肠腑,可伴有腹泻或便秘。寒凝肝脉病在少腹,常牵引睾丸疼痛;膀胱湿热可见腹痛牵引前阴,小便淋沥,尿道灼痛;蛔虫作痛多伴嘈杂吐涎,时作时止;瘀血腹痛常有外伤或手术史;少阳表里同病腹痛可见痛连腰背,伴恶寒发热,恶心呕吐。

(3)根据性别、年龄、婚况,与饮食、情志、受凉等关系，起病经过，其他伴发症状，以资鉴别何脏何腑受病，明确病理性质。

2. 病证鉴别

（1）腹痛与胃痛　胃处腹中，与肠相连，腹痛常伴有胃痛的症状，胃痛亦时有腹痛的表现，常需鉴别。首先是部位不同，胃痛在心下胃脘处，腹痛在胃脘以下，耻骨毛际以上；其次伴随症状不同，胃痛常伴有恶心、嗳气等胃病症状，腹痛可伴有便秘、腹泻或尿频、尿急等症状。

（2）腹痛与其他内科疾病中的腹痛症状　许多内科疾病常见腹痛的表现，此时的腹痛只是该病的症状。如痢疾之腹痛，伴有里急后重，下痢赤白脓血；积聚之腹痛，以腹中包块为特征等。而腹痛病证，当以腹部疼痛为主要表现。

3. 辨证论治

证型	证候	证机概要	治法	方药
寒邪内阻证	腹痛拘急，遇寒痛甚，得温痛减，口淡不渴，形寒肢冷，小便清长，大便清稀或秘结，舌质淡，苔白腻，脉沉紧	寒邪凝滞，中阳被遏，脉络痹阻	散寒温里，理气止痛	良附丸合正气天香散加减
湿热壅滞证	腹痛拒按，烦渴引饮，大便秘结，或溏滞不爽，潮热汗出，小便短黄，舌质红，苔黄燥或黄腻，脉滑数	湿热内结，气机壅滞，腑气不通	泄热通腑，行气导滞	大承气汤加减
饮食积滞证	脘腹胀满疼痛，拒按，嗳腐吞酸，厌食呕恶，痛而欲泻，泻后痛减，或大便秘结，舌苔厚腻，脉滑实	食滞内停，运化失司，胃肠不和	消食导滞，理气止痛	枳实导滞丸加减

续表

证型	证候	证机概要	治法	方药
肝郁气滞证	腹痛胀闷，痛无定处，痛引少腹，或兼痛窜两胁，时作时止，得嗳气或矢气则舒，遇忧思恼怒则剧，舌淡红，苔薄白，脉弦	肝气郁结，气机不畅，疏泄失司	疏肝解郁，理气止痛	柴胡疏肝散加减
瘀血内停证	腹痛较剧，痛如针刺，痛处固定，经久不愈，舌质紫暗，脉细涩	瘀血内停，气机阻滞，脉络不通	活血化瘀，和络止痛	少腹逐瘀汤加减
中虚脏寒证	腹痛绵绵，时作时止，喜温喜按，形寒肢冷，神疲乏力，气短懒言，胃纳不佳，面色无华，大便溏薄，舌质淡，苔薄白，脉沉细	中阳不振，气血不足，失于温养	温中补虚，缓急止痛	小建中汤加减

考点14 ★★★　泄泻

1. 诊断依据

（1）以大便粪质稀溏为诊断的主要依据，或完谷不化，或粪如水样，大便次数增多，每日三五次以至十数次以上。

（2）常兼有腹胀、腹痛、肠鸣、纳呆。

（3）起病或急或缓。暴泻者多有暴饮暴食或误食不洁之物的病史。迁延日久，时发时止者，常由外邪、饮食或情志等因素诱发。

2. 病证鉴别

（1）泄泻与痢疾　两者均为大便次数增多、粪质稀薄的病证。泄泻以大便次数增加，粪质稀溏，甚则如水样，或完谷不化为主症，大便不带脓血，也无里急后重，或无腹痛。而痢疾以腹痛、里急后重、便下赤白脓血为特征。

（2）泄泻与霍乱 霍乱是一种上吐下泻并作的病证，发病特点是来势急骤，变化迅速，病情凶险，起病时先突然腹痛，继则吐泻交作，所吐之物均为未消化之食物，气味酸腐热臭，所泻之物多为黄色粪水，或吐下如米泔水，常伴恶寒、发热，部分病人在吐泻之后，津液耗伤，迅速消瘦，或发生转筋，腹中绞痛。若吐泻剧烈，可致面色苍白，目眶凹陷，汗出肢冷等津竭阳衰之危候。而泄泻以大便稀溏、次数增多为特征，一般预后良好。

3. 辨证论治

证型	证候	证机概要	治法	方药
寒湿内盛证	泄泻清稀，甚则如水样，脘闷食少，腹痛肠鸣，或兼外感风寒，则恶寒、发热、头痛、肢体酸痛，舌苔白或白腻，脉濡缓	寒湿内盛，脾失健运，清浊不分	芳香化湿，解表散寒	藿香正气散加减
湿热伤中证	泄泻腹痛，泻下急迫，或泻而不爽，粪色黄褐，气味臭秽，肛门灼热，烦热口渴，小便短黄，舌质红，苔黄腻，脉滑数或濡数	湿热壅滞，损伤脾胃，传化失常	清热利湿，分利止泻	葛根芩连汤加减
食滞肠胃证	腹痛肠鸣，泻下粪便臭如败卵，泻后痛减，脘腹胀满，嗳腐酸臭，不思饮食，舌苔垢浊或厚腻，脉滑实	宿食内停，阻滞肠胃，传化失司	消食导滞，和中止泻	保和丸加减

续表

证型	证候	证机概要	治法	方药
肝气乘脾证	腹痛泄泻，泻后痛减，腹中雷鸣，攻窜作痛，矢气频作，每因抑郁恼怒，或情绪紧张之时而作，素有胸胁胀闷，嗳气食少，舌淡红，脉弦	肝气不疏，横逆犯脾，脾失健运	抑肝扶脾	痛泻要方加减
脾胃虚弱证	大便时溏时泻，迁延反复，食少，食后脘闷不舒，稍进油腻食物，则大便次数增加，面色萎黄，神疲倦怠，舌质淡，苔白，脉细弱	脾虚失运，清浊不分	健脾益气，化湿止泻	参苓白术散加减
肾阳虚衰证	黎明前脐腹作痛，肠鸣即泻，完谷不化，腹部喜暖，泻后则安，形寒肢冷，腰膝酸软，舌淡苔白，脉沉细	命门火衰，脾失温煦	温肾健脾，固涩止泻	四神丸加减

考点15 ★★★ 痢疾

1. 诊断依据

（1）以腹痛、里急后重、泻下赤白脓血便为主症。

（2）急性痢疾起病急骤，病程短，可伴恶寒、发热等；慢性痢疾起病缓慢，反复发作，迁延不愈；疫毒痢病情严重而病势凶险，以儿童为多见，起病急骤，在腹痛、腹泻尚未出现之时，即有高热神疲，四肢厥冷，面色青灰，呼吸浅表，神昏惊厥，而痢下、呕吐并不一定严重。

（3）常见于夏秋季节，多有饮食不洁史，或具有传染性。

2. 病证鉴别 痢疾与泄泻：两者均多发于夏秋季节，

病变部位在胃肠，病因亦有相同之处，症状都有腹痛、大便次数增多。但痢疾大便次数虽多而量少，排赤白脓血便，腹痛伴里急后重感明显。而泄泻大便溏薄，粪便清稀，或如水样，或完谷不化，而无赤白脓血便，腹痛多伴肠鸣，少有里急后重感。

3. 辨证论治

证型	证候	证机概要	治法	方药
湿热痢	腹部疼痛，里急后重，痢下赤白脓血，黏稠如胶冻，腥臭，肛门灼热，小便短赤，舌苔黄腻，脉滑数	湿热蕴结，熏灼肠道，气血壅滞，脂络伤损	清肠化湿，调气和血	芍药汤加减
疫毒痢	起病急骤，痢下鲜紫脓血，腹痛剧烈，后重感特著，壮热口渴，头痛烦躁，恶心呕吐，甚者神昏惊厥，舌质红绛，舌苔黄燥，脉滑数或微欲绝	疫邪热毒，壅盛肠道，燔灼气血	清热解毒，凉血除积	白头翁汤加减
寒湿痢	腹痛拘急，里急后重，痢下赤白黏冻，白多赤少，或为纯白冻，口淡乏味，脘胀腹满，头身困重，舌质或淡，舌苔白腻，脉濡缓	寒湿客肠，气血凝滞，传导失司	温中燥湿，调气和血	不换金正气散加减
阴虚痢	痢下赤白，日久不愈，脓血黏稠，或下鲜血，脐下灼痛，虚坐努责，食少，心烦口干，至夜转剧，舌红绛少津，苔少或花剥，脉细数	阴虚湿热，肠络受损	养阴和营，清肠化湿	驻车丸加减

续表

证型	证候	证机概要	治法	方药
虚寒痢	痢下赤白清稀，无腥臭，或为白冻，甚则滑脱不禁，肛门坠胀，便后更甚，腹部隐痛，缠绵不已，喜按喜温，形寒畏冷，四肢不温，食少神疲，腰膝酸软，舌淡苔薄白，脉沉细而弱	脾肾阳虚，寒湿内生，阻滞肠腑	温补脾肾，收涩固脱	桃花汤合真人养脏汤
休息痢	下痢时发时止，迁延不愈，常因饮食不当、受凉、劳累而发，发时大便次数增多，夹有赤白黏冻，腹胀食少，倦怠嗜卧，舌质淡苔白腻，脉濡软或虚数	病久正伤，邪恋肠腑，传导不利	温中清肠，调气化滞	连理汤加减

考点16 ★★ 便秘

1. 诊断依据

（1）排便间隔时间超过自己的习惯1天以上，或两次排便时间间隔3天以上。

（2）大便粪质干结，排出艰难，或欲大便而艰涩不畅。

（3）常伴腹胀、腹痛、口臭、纳差、神疲乏力、头眩、心悸等症。

（4）本病常有饮食不节、情志内伤、劳倦过度等病史。

2. 病证鉴别 便秘与肠结，两者皆为大便秘结不通。但肠结多为急病，因大肠通降受阻所致，表现为腹部疼痛拒按，大便完全不通，且无矢气和肠鸣音，严重者可吐出粪便。便秘多为慢性久病，因大肠传导失常所致，表现为腹部胀满，大便干结艰行，可有矢气和肠鸣音，或有恶心欲吐，食纳减少。

3. 辨证论治

证型	证候	证机概要	治法	方药
热秘	大便干结，腹胀腹痛，口干口臭，面红心烦，或有身热，小便短赤，舌红，苔黄燥，脉滑数	肠腑燥热，津伤便结	泄热导滞，润肠通便	麻子仁丸加减
气秘	大便干结，或不甚干结，欲便不得出，或便而不爽，肠鸣矢气，腹中胀痛，嗳气频作，纳食减少，胸胁痞满，舌苔薄腻，脉弦	肝脾气滞，腑气不通	顺气导滞	六磨汤加减
冷秘	大便艰涩，腹痛拘急，胀满拒按，胁下偏痛，手足不温，呃逆呕吐，舌苔白腻，脉弦紧	阴寒内盛，凝滞胃肠	温里散寒，通便止痛	温脾汤加减
气虚秘	大便并不干硬，虽有便意，但排便困难，用力努挣则汗出短气，便后乏力，面白神疲，肢倦懒言，舌淡苔白，脉弱	脾肺气虚，传送无力	益气润肠	黄芪汤加减
血虚秘	大便干结，面色无华，皮肤干燥，头晕目眩，心悸气短，健忘少寐，口唇色淡，舌淡苔少，脉细	血液亏虚，肠道失常	养血润燥	润肠丸

续表

证型	证候	证机概要	治法	方药
阴虚秘	大便干结，如羊屎状，形体消瘦，头晕耳鸣，两颧红赤，心烦少眠，潮热盗汗，腰膝酸软，舌红少苔，脉细数	阴津不足，肠失濡润	滋阴通便	增液汤加减
阳虚秘	大便干或不干，排出困难，小便清长，面色㿠白，四肢不温，腹中冷痛，或腰膝酸冷，舌淡苔白，脉沉迟	阳气虚衰，阴寒凝结	温阳通便	济川煎加减

考点17 ★★★ 胁痛

1. 诊断要点

（1）以一侧或两侧胁肋部疼痛为主要表现者，可以诊断为胁痛。胁痛的性质可以表现为刺痛、胀痛、灼痛、隐痛、钝痛等不同特点。

（2）部分病人可伴见胸闷、腹胀、嗳气呃逆、急躁易怒、口苦纳呆、厌食恶心等症。

（3）常有饮食不节、情志不遂、感受外湿、跌仆闪挫或劳欲久病等病史。

2. 病证鉴别

（1）胁痛与胃脘痛　胁痛与胃脘痛的病证中皆有肝郁的病机。但胃脘痛病位在胃脘，兼有嗳气频作、吞酸嘈杂等胃失和降的症状。而胁痛病位在胁肋部，伴有目眩、口苦、胸闷、喜太息的症状。

（2）胁痛与悬饮　胁痛发病与情志不遂、过食肥甘、劳欲过度、跌仆外伤有关，主要表现为一侧或两侧胁肋部疼痛。悬饮多因素体虚弱，时邪外袭，肺失宣通，饮停胸胁而致，其表现为咳唾引痛胸胁，呼吸或转侧加重，患侧肋间饱满，叩诊呈浊音，或见发热。

3. 辨证论治

证型	证候	证机概要	治法	方药
肝郁气滞证	胁肋胀痛，走窜不定，甚则引及胸背肩臂，疼痛每因情志变化而增减，胸闷腹胀，嗳气频作，得嗳气而胀痛稍舒，纳少口苦，舌苔薄白，脉弦	肝失条达，气机郁滞，络脉失和	疏肝理气	柴胡疏肝散加减
肝胆湿热证	胁肋胀痛或灼热疼痛，痛有定处，触痛明显。口苦口黏，胸闷纳呆，恶心呕吐，小便黄赤，大便不爽，或兼有身热恶寒，身目发黄，舌红苔黄腻，脉弦滑数	湿热蕴结，肝胆失疏，络脉失和	清热利湿	龙胆泻肝汤加减
瘀血阻络证	胁肋刺痛，痛有定处，痛处拒按，入夜痛甚，胁肋下或见癥块，舌质紫暗，脉沉涩	瘀血停滞，肝络痹阻	祛瘀通络	血府逐瘀汤或复元活血汤加减
肝络失养证	胁肋隐痛，悠悠不休，遇劳加重，口干咽燥，心中烦热，头晕目眩，舌红少苔，脉细弦而数	肝肾阴亏，精血耗伤，肝络失养	养阴柔肝	一贯煎加减

考点 18 ★★★　黄疸

1. 诊断依据

（1）目黄，肤黄，小便黄，其中目睛黄染为本病的重要特征。

（2）常伴食欲减退、恶心呕吐、胁痛腹胀等症状。

（3）常有外感湿热疫毒，内伤酒食不节，或有胁痛、癥积等病史。

2. 病证鉴别

黄疸与萎黄　黄疸与萎黄均可出现身黄，但黄疸发病与感受外邪、饮食劳倦或病后有关；其病机为湿滞脾胃，肝胆失疏，胆汁外溢；其主症为身黄、目黄、小便黄。萎黄之病因与饥饱劳倦、食滞虫积或病后失血有关；其病机为脾胃虚弱，气血不足，肌肤失养；其主症为肌肤萎黄不泽，目睛及小便不黄，常伴头昏倦怠、心悸少寐、纳少便溏等症状。

3. 辨证论治

证型		证候	证机概要	治法	方药
阳黄	热重于湿证	身目俱黄，黄色鲜明，发热口渴，或见心中懊恼，腹部胀闷，口干而苦，恶心呕吐，小便短少黄赤，大便秘结，舌苔黄腻，脉弦数	湿热熏蒸，困遏脾胃，壅滞肝胆，胆汁泛滥	清热通腑，利湿退黄	茵陈蒿汤加减

续表

证型		证候	证机概要	治法	方药
阳黄	湿重于热证	身目俱黄，黄色不及前者鲜明，头重身困，胸脘痞满，食欲减退，恶心呕吐，腹胀或大便溏垢，舌苔厚腻微黄，脉濡数或濡缓	湿遏热伏，困阻中焦，胆汁不循常道	利湿化浊运脾，佐以清热	茵陈五苓散合甘露消毒丹加减
	胆腑郁热证	身目发黄，黄色鲜明，上腹、右胁胀闷疼痛，牵引肩背，身热不退，或寒热往来，口苦咽干，呕吐呃逆，尿黄赤，大便秘，苔黄舌红，脉弦滑数	湿热砂石郁滞，脾胃不和，肝胆失疏	疏肝泄热，利胆退黄	大柴胡汤加减
	疫毒炽盛证（急黄）	发病急骤，黄疸迅速加深，其色如金，皮肤瘙痒，高热口渴，胁痛腹满，神昏谵语，烦躁抽搐，或见衄血、便血，或肌肤瘀斑，舌质红绛，苔黄而燥，脉弦滑或数	疫毒炽盛，深入营血，内陷心肝	清热解毒，凉血开窍	《千金》犀角散加味
阴黄	寒湿阻遏证	身目俱黄，黄色晦暗，或如烟熏，脘腹痞胀，纳谷减少，大便不实，神疲畏寒，口淡不渴，舌淡苔腻，脉濡缓或沉迟	中阳不振，寒湿滞留，肝胆失于疏泄	温中化湿，健脾和胃	茵陈术附汤加减

续表

证型		证候	证机概要	治法	方药
阴黄	脾虚湿滞证	面目及肌肤淡黄，甚则晦暗不泽，肢软乏力，心悸气短，大便溏薄，舌质淡苔薄，脉濡细	黄疸日久，脾虚血亏，湿滞残留	健脾养血，利湿退黄	黄芪建中汤加减
黄疸消退后的调治	湿热留恋证	黄疸消退后，脘痞腹胀，胁肋隐痛，饮食减少，口中干苦，小便黄赤，苔腻，脉濡数	湿热留恋，余邪未清	清热利湿	茵陈四苓散加减
	肝脾不调证	黄疸消退后，脘腹痞闷，肢倦乏力，胁肋隐痛不适，饮食欠香，大便不调，舌苔薄白，脉细弦	肝脾不调，疏运失职	调和肝脾，理气助运	柴胡疏肝散或归芍六君子汤加减
	气滞血瘀证	黄疸消退后，胁下结块，隐痛、刺痛不适，胸胁胀闷，面颈部见有赤丝红纹，舌有紫斑或紫点，脉涩	气滞血瘀，积块留着	疏肝理气，活血化瘀	逍遥散合鳖甲煎丸

考点 19 ★★　鼓胀（2020 年新增考点）

1. 诊断要点

（1）初起脘腹作胀，食后尤甚。继而腹部胀大如鼓，重者腹壁青筋显露，脐孔突起。

（2）常伴乏力、纳差、尿少，以及齿衄、鼻衄、皮肤紫斑等出血现象，可见面色萎黄、黄疸、手掌殷红、面颈胸部红丝赤缕、血痣及蟹爪纹。

（3）本病常有酒食不节、情志内伤、虫毒感染或黄疸、胁痛、癥积等病史。

2. 病证鉴别

（1）鼓胀与水肿　鼓胀主要为肝、脾、肾受损，气、血、水互结于腹中。以腹部胀大为主，四肢肿不甚明显。晚期方伴肢体浮肿，每兼见面色青晦，面颈部有血痣赤缕，胁下癥积坚硬，腹皮青筋显露等。水肿主要为肺、脾、肾功能失调，水湿泛溢肌肤。其浮肿多从眼睑开始，继则延及头面及肢体，或下肢先肿，后及全身，每见面色㿠白、腰酸倦怠等，水肿较甚者亦可伴见腹水。

（2）鼓胀与痞满　两者均有腹部胀满的症状，但胃痞胀满见于上腹部，外观无胀形可见，按之柔软；鼓胀胀及全腹，皮色苍黄，脉络显露，按之腹皮绷紧。

3. 辨证论治

证型	证候	证机概要	治法	方药
气滞湿阻证	腹胀按之不坚，胁下胀满或疼痛，饮食减少，食后胀甚，得嗳气、矢气稍减，小便短少，舌苔薄白腻，脉弦	肝郁气滞，脾运不健，湿浊中阻	疏肝理气，运脾利湿	柴胡疏肝散合胃苓汤加减
水湿困脾证	腹大胀满，按之如囊裹水，甚则颜面微浮，下肢浮肿，脘腹痞胀，得热则舒，精神困倦，怯寒懒动，小便少，大便溏，舌苔白腻，脉缓	湿邪困遏，脾阳不振，寒水内停	温中健脾，行气利水	实脾饮加减

续表

证型	证候	证机概要	治法	方药
水热蕴结证	腹大坚满,脘腹胀急,烦热口苦,渴不欲饮,或有面、目、皮肤发黄,小便赤涩,大便秘结或溏垢,舌边尖红,苔黄腻或兼灰黑,脉象弦数	湿热壅盛,蕴结中焦,浊水内停	清热利湿,攻下逐水	中满分消丸合茵陈蒿汤加减
瘀结水留证	脘腹坚满,青筋显露,胁下癥结痛如针刺,面色晦暗黧黑,或见赤丝血缕,面、颈、胸、臂出现血痣或蟹爪纹,口干不欲饮水,或见大便色黑,舌质紫暗或有紫斑,脉细涩	肝脾瘀结,络脉滞涩,水气停留	活血化瘀,行气利水	调营饮加减
阳虚水盛证	腹大胀满,形似蛙腹,朝宽暮急,面色苍黄,或呈㿠白,脘闷纳呆,神倦怯寒,肢冷浮肿,小便短少不利,舌体胖,质紫,苔白滑,脉沉细无力	脾肾阳虚,不能温运,水湿内聚	温补脾肾,化气利水	附子理苓汤或济生肾气丸加减
阴虚水停证	腹大胀满,或见青筋暴露,面色晦滞,唇紫,口干而燥,心烦失眠,时或鼻衄,牙龈出血,小便短少,舌质红绛少津,苔少或光剥,脉弦细数	肝肾阴虚,津液失布,水湿内停	滋肾柔肝,养阴利水	六味地黄丸合一贯煎加减

考点 20 ★★★　头痛

1. 诊断要点

（1）以头部疼痛为主要临床表现。

（2）头痛部位可在前额、两颞、颠顶、枕项或全头部。疼痛性质可为跳痛、刺痛、胀痛、灼痛、重痛、空痛、昏痛、隐痛等。头痛发作形式可为突然发作，或缓慢起病，或反复发作，时痛时止。疼痛的持续时间可长可短，可数分钟、数小时或数天、数周，甚则长期疼痛不已。

（3）外感头痛者多有起居不慎，感受外邪的病史；内伤头痛者常有情绪波动、失眠、饮食不节、劳倦、房事不节、病后体虚等病史。

2. 病证鉴别

（1）头痛与眩晕　头痛与眩晕可单独出现，也可同时出现，二者对比，头痛之病因有外感与内伤两方面，眩晕则以内伤为主。临床表现，头痛以疼痛为主，实证较多；而眩晕则以昏眩为主，虚证较多。

（2）真头痛与一般头痛　真头痛为头痛的一种特殊重症，其特点为起病急骤，多表现为突发的剧烈头痛，持续不解，阵发加重，手足逆冷至肘膝，甚至呕吐如喷，肢厥抽搐，本病凶险，应与一般头痛区别。

3. 辨证论治

证型	证候	证机概要	治法	方药
风寒头痛	头痛连及项背，常有拘急收紧感，或伴恶风畏寒，遇风尤剧，常喜裹头，口不渴，苔薄白，脉浮紧	风寒外袭，上犯颠顶，凝滞经脉	疏风散寒止痛	川芎茶调散加减

续表

证型	证候	证机概要	治法	方药
风热头痛	头痛而胀，甚则头胀如裂，发热或恶风，面红目赤，口渴喜饮，大便不畅，或便秘，溲赤，舌尖红，苔薄黄，脉浮数	风热外袭，上扰清窍，窍络失和	疏风清热和络	芎芷石膏汤加减
风湿头痛	头痛如裹，肢体困重，胸闷纳呆，大便或溏，苔白腻，脉濡	风湿之邪，上蒙头窍，困遏清阳	祛风胜湿通窍	羌活胜湿汤加减
肝阳头痛	头昏胀痛，两侧为重，心烦易怒，夜寐不宁，口苦面红，或兼胁痛，舌红苔黄，脉弦数	肝失条达，气郁化火，阳亢风动	平肝潜阳息风	天麻钩藤饮加减
血虚头痛	头痛隐隐，时时昏晕，心悸失眠，面色少华，神疲乏力，遇劳加重，舌质淡，苔薄白，脉细弱	营血不足，不能上荣，窍络失养	养血滋阴，和络止痛	加味四物汤加减
痰浊头痛	头痛昏蒙，胸脘满闷，纳呆呕恶，舌苔白腻，脉滑或弦滑	脾失健运，痰浊中阻，上蒙清窍	健脾燥湿，化痰降逆	半夏白术天麻汤加减
肾虚头痛	头痛且空，眩晕耳鸣，腰膝酸软，神疲乏力，滑精带下，舌红少苔，脉细无力	肾精亏虚，髓海不足，脑窍失荣	养阴补肾，填精生髓	大补元煎加减

续表

证型	证候	证机概要	治法	方药
瘀血头痛	头痛经久不愈，痛处固定不移，痛如锥刺，日轻夜重，或有头部外伤史，舌紫暗，或有瘀斑、瘀点，苔薄白，脉细或细涩	瘀血阻窍，络脉滞涩，不通则痛	活血化瘀，通窍止痛	通窍活血汤加减

考点21 ★★★　眩晕

1.诊断依据

（1）头晕目眩，视物旋转，轻者闭目即止，重者如坐车船，甚则仆倒。

（2）严重者可伴有头痛、项强、恶心呕吐、眼球震颤、耳鸣耳聋、汗出、面色苍白等表现。

（3）多有情志不遂、年高体虚、饮食不节、跌仆损伤等病史。

2.病证鉴别

（1）眩晕与中风　中风以猝然昏仆，不省人事，口舌㖞斜，半身不遂，失语，或不经昏仆，仅以㖞僻不遂为特征。中风昏仆与眩晕之甚者相似，眩晕之甚者亦可仆倒，但无半身不遂及不省人事、口舌㖞斜诸症。也有部分中风病人，以眩晕、头痛为其先兆表现，故临证当注意中风与眩晕的区别与联系。

（2）眩晕与厥证　厥证以突然昏仆、不省人事、四肢厥冷为特征，发作后可在短时间内苏醒，严重者可一厥不复而死亡。眩晕严重者也有欲仆或晕旋仆倒的表现，但眩晕病人意识并不丧失。

3. 辨证论治

证型	证候	证机概要	治法	方药
肝阳上亢证	眩晕，耳鸣，头目胀痛，口苦，失眠多梦，遇烦劳郁怒而加重，甚则仆倒，颜面潮红，急躁易怒，肢麻震颤，舌红苔黄，脉弦或数	肝阳风火，上扰清窍	平肝潜阳，清火息风	天麻钩藤饮加减
气血亏虚证	眩晕动则加剧，劳累即发，面色㿠白，神疲乏力，倦怠懒言，唇甲不华，发色不泽，心悸少寐，纳少腹胀，舌淡苔薄白，脉细弱	气血亏虚，清阳不展，脑失所养	补益气血，调养心脾	归脾汤加减
肾精不足证	眩晕日久不愈，精神萎靡，腰酸膝软，少寐多梦，健忘，两目干涩，视力减退；或遗精滑泄，耳鸣齿摇；或颧红咽干，五心烦热，舌红少苔，脉细数；或面色㿠白，形寒肢冷，舌淡嫩，苔白，脉弱尺甚	肾精不足，髓海空虚，脑失所养	滋养肝肾，益精填髓	左归丸加减
痰浊上蒙证	眩晕，头重昏蒙，或伴视物旋转，胸闷恶心，呕吐痰涎，食少多寐，舌苔白腻，脉濡滑	痰浊中阻，上蒙清窍，清阳不升	化痰祛湿，健脾和胃	半夏白术天麻汤加减
瘀血阻窍证	眩晕时作，头痛如刺，兼见健忘，失眠，心悸，精神不振，耳鸣耳聋，面唇紫暗，舌暗有瘀斑，脉涩或细涩	瘀血阻络，气血不畅，脑失所养	活血化瘀，通窍活络	通窍活血汤加减

考点 22 ★★★ 中风

1. 诊断依据

（1）具有突然昏仆、不省人事、半身不遂、偏身麻木、口舌歪斜、言语謇涩等特定的临床表现。轻症仅见眩晕，偏身麻木，口舌歪斜，半身不遂等。

（2）多急性起病，好发于40岁以上人群。

（3）发病之前多有头晕、头痛、肢体一侧麻木等先兆症状。

（4）常有眩晕、头痛、心悸等病史，病发多有情志失调、饮食不当或劳累等诱因。

2. 病证鉴别

（1）中风与口僻 口僻俗称吊线风，主要症状是口舌歪斜，但常伴耳后疼痛，口角流涎，言语不清，而无半身不遂或神志障碍等表现，多因正气不足，风邪入脉络，气血痹阻所致，不同年龄均可罹患。

（2）中风与厥证 厥证也有突然昏仆、不省人事之表现，一般而言，厥证神昏时间短暂，发作时常伴有四肢逆冷，移时多可自行苏醒，醒后无半身不遂、口舌㖞斜、言语不利等表现。

（3）中风与痉证 痉证以四肢抽搐、项背强直甚至角弓反张为主症，发病时也可伴有神昏，需与中风闭证相鉴别。但痉证之神昏多出现在抽搐之后，而中风患者多在起病时即有神昏，而后可以出现抽搐。痉证抽搐时间长，中风抽搐时间短。痉证患者无半身不遂、口舌㖞斜等症状。

（4）中风与痿证 痿证可以有肢体瘫痪、活动无力等类似中风之表现；中风后半身不遂日久不能恢复者，亦可见肌肉瘦削，筋脉弛缓，两者应予以区别。但痿证一般起病缓慢，以双下肢瘫痪或四肢瘫痪，或肌肉萎缩，筋惕肉瞤为多见，而中风的肢体瘫痪多起病急骤，且以偏瘫不遂为主。痿证起病时无神昏，中风则常有不同程度的神昏。

（5）中风与痫证　痫证发作时起病急骤，突然昏仆倒地，与中风相似。但痫证为阵发性神志异常的疾病，猝发仆地时常口中作声，如猪羊啼叫，四肢频抽而口吐白沫；中风则仆地无声，一般无四肢抽搐及口吐涎沫的表现。痫证之神昏多为时短暂，移时可自行苏醒，醒后一如常人，但可再发；中风患者昏仆倒地，其神昏症状严重，持续时间长，难以自行苏醒，需及时治疗方可逐渐清醒。中风多伴有半身不遂、口舌㖞斜等症，亦与痫证不同。

3. 辨证论治

证型	证候	证机概要	治法	方药
急性期——中经络	风痰瘀阻证	头晕头痛，手足麻木，突然发生口舌歪斜，口角流涎，舌强语謇，甚则半身不遂，或兼见手足拘挛，舌质紫暗，或有瘀斑，舌苔薄白，脉弦涩或小滑	肝阳化风，风痰上扰，经脉闭阻	息风化痰，活血通络	半夏白术天麻汤合桃仁红花煎加减

续表

证型		证候	证机概要	治法	方药
急性期——中经络	风阳上扰证	常感头晕头痛，耳鸣目眩，突然发生口舌歪斜，舌强语謇，或手足重滞，甚则半身不遂，舌质红苔黄，脉弦	肝火偏旺，阳亢化风，横窜络脉	平肝潜阳，活血通络	天麻钩藤饮加减
	阴虚风动证	平素头晕耳鸣，腰膝酸软，突然发生口舌歪斜，言语不利，手指瞤动，甚或半身不遂，舌质红，苔腻，脉弦细数	肝肾阴虚，风阳内动，风痰瘀阻经络	滋阴潜阳，息风通络	镇肝熄风汤加减
急性期——中脏腑	闭证 阳闭证	突然昏仆，不省人事，牙关紧闭，口噤不开，两手握固，大小便闭，肢体偏瘫、拘急、抽搐，兼面红身热，气粗口臭，躁动不安，痰多而黏，舌质红，苔黄腻，脉弦滑有力	肝阳暴张，气血上逆，痰火壅盛，清窍被扰	清肝息风，豁痰开窍	羚羊角汤合用安宫牛黄丸加减

续表

证型		证候	证机概要	治法	方药
急性期——中脏腑	闭证 阴闭证	突然昏仆,不省人事,牙关紧闭,口噤不开,两手握固,大小便闭,肢体偏瘫、拘急、抽搐,兼面白唇暗,静卧不烦,四肢不温,痰涎壅盛,苔白腻,脉沉滑	痰浊偏盛,上壅清窍,内蒙心神,神机闭塞	豁痰息风,辛温开窍	涤痰汤合用苏合香丸加减
	脱证 阴竭阳亡	突然昏仆,不省人事,面色苍白,目合口张,鼻鼾息微,手撒肢冷,汗多,大小便自遗,肢体软瘫,舌痿,脉细弱或脉微欲绝	正不胜邪,元气衰微,阴阳欲绝	回阳救阴,益气固脱	参附汤合生脉散加味
恢复期和后遗症期	风痰瘀阻证	口舌歪斜,舌强语謇或失语,半身不遂,肢体麻木,苔滑腻,舌暗紫,脉弦滑	风痰阻络,气血运行不利	搜风化痰,行瘀通络	解语丹加减
	气虚络瘀证	肢体偏枯不用,肢软无力,面色萎黄,舌质淡紫或有瘀斑,苔薄白,脉细涩或细弱	气虚血瘀,脉阻络瘀	益气养血,化瘀通络	补阳还五汤加减

续表

证型		证候	证机概要	治法	方药
恢复期和后遗症期	肝肾亏虚证	半身不遂,患肢僵硬,拘挛变形,舌强不语,或偏瘫,肢体肌肉萎缩,舌红脉细,或舌淡红,脉沉细	肝肾亏虚,阴血不足,筋脉失养	滋养肝肾	左归丸合地黄饮子加减

考点 23 ★★★　水肿

1. 诊断依据

(1) 水肿先从眼睑或下肢开始,继及四肢全身。

(2) 轻者仅眼睑或足胫浮肿,重者全身皆肿,甚则腹大胀满,气喘不能平卧,更严重者可见尿闭或尿少,恶心呕吐,口有秽味,鼻衄牙宣,头痛,抽搐,神昏谵语等危象。

(3) 可有乳蛾、心悸、疮毒、紫癜以及久病体虚病史。

2. 病证鉴别　水肿与鼓胀:二病均可见肢体水肿,腹部膨隆。鼓胀的主症是单腹胀大,面色苍黄,腹壁青筋暴露,四肢多不肿,反见瘦削,后期或可伴见轻度肢体浮肿。而水肿则头面或下肢先肿,继及全身,严重时出现腹水,腹部膨隆,面色㿠白,但无腹壁青筋暴露。鼓胀是由于肝、脾、肾功能失调,导致气滞、血瘀、水湿聚于腹中。水肿乃肺、脾、肾三脏气化失调,而导致水液泛滥肌肤。

3. 辨证论治

证型		证候	证机概要	治法	方药
阳水	风水相搏证	眼睑浮肿，继则四肢及全身皆肿，来势迅速，多有恶寒、发热、肢节酸楚、小便不利等症。偏于风热者，伴咽喉红肿疼痛，舌质红，脉浮滑数。偏于风寒者，兼恶寒、咳喘，舌苔薄白，脉浮滑或浮紧	风邪袭表，肺气闭塞，通调失职，风遏水阻	疏风清热，宣肺行水	越婢加术汤加减
	湿毒浸淫证	眼睑浮肿，延及全身，皮肤光亮，尿少色赤，身发疮痍，甚则溃烂，恶风发热，舌质红，苔薄黄，脉浮数或滑数	疮毒内归脾肺，三焦气化不利，水湿内停	宣肺解毒，利湿消肿	麻黄连翘赤小豆汤合五味消毒饮加减
阳水	水湿浸渍证	起病缓慢，病程较长，全身水肿，下肢明显，按之没指，小便短少，身体困重，胸闷，纳呆，泛恶，苔白腻，脉沉缓	水湿内侵，脾气受困，脾阳不振	运脾化湿，通阳利水	五皮饮合胃苓汤加减
	湿热壅盛证	遍体浮肿，皮肤绷急光亮，胸脘痞闷，烦热口渴，小便短赤，或大便干结，舌红，苔黄腻，脉沉数或濡数	湿热内盛，三焦壅滞，气滞水停	分利湿热	疏凿饮子加减

续表

证型		证候	证机概要	治法	方药
阴水	脾阳虚衰证	身肿日久，腰以下为甚，按之凹陷不易恢复，脘腹胀闷，纳减便溏，面色不华，神疲乏力，四肢倦怠，小便短少，舌质淡，苔白腻或白滑，脉沉缓或沉弱	脾阳不振，运化无权，土不制水	健脾温阳利水	实脾饮加减
阴水	肾阳衰微证	水肿反复消长不已，面浮身肿，腰以下甚，按之凹陷不起，尿量减少或反多，腰酸冷痛，四肢厥冷，怯寒神疲，面色㿠白，甚者心悸胸闷，喘促难卧，腹大胀满，舌质淡胖，苔白，脉沉细或沉迟无力	脾肾阳虚，水寒内聚	温肾助阳，化气行水	济生肾气丸合真武汤加减
阴水	瘀水互结证	水肿延久不退，肿势轻重不一，四肢或全身浮肿，以下肢为主，皮肤瘀斑，腰部刺痛，或伴血尿，舌紫暗，苔白，脉沉细涩	水停湿阻，气滞血瘀，三焦气化不利	活血祛瘀，化气行水	桃红四物汤合五苓散

考点 24 ★★★ 淋证

1. 诊断依据

（1）小便频数，淋沥涩痛，小腹拘急，痛引腰腹，为各种淋证的主症,是诊断淋证的主要依据。但还需根据各种淋证的不同临床特征,确定不同的淋证类型。

(2)病久或反复发作后,常伴有低热、腰痛、小腹坠胀、疲劳等。

(3)多见于已婚女性,每因疲劳、情志变化、不洁房事而诱发。

2. 病证鉴别

(1)淋证与癃闭 二者都有小便量少,排尿困难之症状,但淋证尿频而尿痛,且每日排尿总量多为正常,癃闭则无尿痛,每日排尿量少于正常,严重时甚至无尿。但癃闭复感湿热,常可并发淋证,而淋证日久不愈,亦可发展成癃闭。

(2)血淋与尿血 血淋与尿血都有小便出血,尿色红赤,甚至溺出纯血等症状,其鉴别的要点是有无尿痛。尿血多无疼痛之感,虽亦间有轻微的胀痛或热痛,但终不若血淋的小便滴沥而疼痛难忍,故一般以痛者为血淋,不痛者为尿血。

(3)膏淋与尿浊 膏淋与尿浊在小便混浊症状上相似,但后者在排尿时无疼痛滞涩感,可资鉴别。

3. 辨证论治

证型	证候	证机概要	治法	方药
热淋	小便频数短涩,灼热刺痛,溺色黄赤,少腹拘急胀痛,或有寒热,口苦,呕恶,或有腰痛拒按,或有大便秘结,苔黄腻,脉滑数	湿热蕴结下焦,膀胱气化失司	清热利湿通淋	八正散加减

续表

证型	证候	证机概要	治法	方药
石淋	尿中夹砂石,排尿涩痛,或排尿时突然中断,尿道窘迫疼痛,少腹拘急,往往突发,一侧腰腹绞痛难忍,甚则牵及外阴,尿中带血,舌红,苔薄黄,脉弦或代数	湿热蕴结下焦,尿液煎熬成石,膀胱气化失司	清热利湿,排石通淋	石韦散加减
血淋	小便热涩刺痛,尿色深红,或夹有血块,疼痛满急加剧,或见心烦,舌尖红,苔黄,脉滑数	湿热下注膀胱,热甚灼络,迫血妄行	清热通淋,凉血止血	小蓟饮子加减
气淋	郁怒之后,小便涩滞,淋沥不宣,少腹胀满疼痛,苔薄白,脉弦	气机郁结,膀胱气化不利	理气疏导,通淋利尿	沉香散加减
膏淋	小便混浊,乳白或如米泔水,上有浮油,置之沉淀,或伴有絮状凝块物,或混有血液、血块,尿道热涩疼痛,尿时阻塞不畅,口干,苔黄腻,舌质红,脉濡数	湿热下注,阻滞络脉,脂汁外溢	清热利湿,分清泄浊	程氏萆薢分清饮加减
劳淋	小便不甚赤涩,溺痛不甚,但淋沥不已,时作时止,遇劳即发,腰膝酸软,神疲乏力,病程缠绵,舌质淡,脉细弱	湿热留恋,脾肾两虚,膀胱气化无权	补脾益肾	无比山药丸加减

考点25 ★★★ 郁证

1. 诊断依据

(1)以忧郁不畅、情绪不宁、胸胁胀满疼痛为主要临

62

床表现，或有易怒易哭，或有咽中如有炙脔，吞之不下，咳之不出等症状。

（2）患者多有忧愁、焦虑、悲哀、恐惧、愤懑等情志内伤的病史。郁证病情的反复常与情志因素密切相关。

（3）各系统检查和实验室检查正常，除外器质性疾病。

2. 病证鉴别

（1）郁证中的梅核气与虚火喉痹　两者皆有咽部异物感。梅核气多见于青中年女性，因情志抑郁而起病，自觉咽中有物梗塞，但无咽痛及吞咽困难，咽中梗塞的感觉与情绪波动有关，在心情愉快、工作繁忙时，症状可减轻或消失，而当心情抑郁或注意力集中于咽部时，则梗塞感觉加重。虚火喉痹则以青中年男性发病较多，多因感冒、长期吸烟饮酒及嗜食辛辣食物而引发，咽部除有异物感外，尚觉咽干、灼热、咽痒，咽部症状与情绪无关，若过度辛劳或感受外邪则易加剧。

（2）郁证中的梅核气与噎膈　两者皆有咽中有物梗塞感觉。梅核气咽中梗塞的感觉与情绪波动有关，当心情抑郁或注意力集中于咽部时，则梗塞感觉加重，但无吞咽困难。噎膈多见于中老年人，男性居多，梗塞的感觉主要在胸骨后的部位，与情绪波动无关，吞咽困难的程度日渐加重，进行食管检查常有异常发现。

（3）郁证中的脏躁与癫证　两者均与五志过极、七情内伤有关，临床表现都有心神失常症状。脏躁多发于青中年妇女，在精神因素的刺激下呈间歇性发作，在不发作时可如常人。而癫证则多发于青壮年，男女发病率无显著差别，病程迁延，主要表现为精神错乱，失去自控能力，心神失常的症状极少自行缓解。

3. 辨证论治

证型	证候	证机概要	治法	方药
肝气郁结证	精神抑郁，情绪不宁，胸部满闷，胁肋胀痛，痛无定处，脘闷嗳气，不思饮食，大便不畅，女子月经不调，舌质淡红，苔薄腻，脉弦	肝郁气滞，脾胃失和	疏肝解郁，理气畅中	柴胡疏肝散加减
气郁化火证	情绪不宁，急躁易怒，胸胁胀满，口苦而干，或头痛，目赤，耳鸣，或嘈杂吞酸，大便秘结，舌质红，苔黄，脉弦数	肝郁化火，横逆犯胃	疏肝解郁，清肝泻火	丹栀逍遥散加减
痰气郁结证（梅核气）	精神抑郁，胸部闷塞，胁肋胀满，咽中如有物梗塞，吞之不下，咳之不出，苔白腻，脉弦滑	气郁痰凝，阻滞胸咽	行气开郁，化痰散结	半夏厚朴汤加减
心神失养证（脏躁）	精神恍惚，心神不宁，多疑易惊，悲忧善哭，喜怒无常，或时时欠伸，或手舞足蹈，骂詈喊叫等，舌质淡，苔薄白，脉弦细。此种证候多见于女性，常因精神刺激而诱发。临床表现多种多样，但同一患者每次发作多为同样几种症状的重复	营阴暗耗，心神失养	甘润缓急，养心安神	甘麦大枣汤加减

续表

证型	证候	证机概要	治法	方药
心脾两虚证	情绪不宁，多思善疑，头晕神疲，心悸胆怯，失眠健忘，纳差，面色不华，舌质淡，苔薄白，脉细弱	脾虚血亏，心失所养	健脾养心，补益气血	归脾汤加减
心肾阴虚证	虚烦少寐，惊悸多梦，头晕耳鸣，健忘，腰膝酸软，五心烦热，盗汗，口咽干燥，男子遗精，女子月经不调，舌质红，少苔或无苔，脉细数	阴精亏虚，阴不涵阳	滋养心肾	天王补心丹合六味地黄丸加减

考点26 ★★★ 血证

1.诊断依据

（1）鼻衄 凡血自鼻道外溢而非因外伤、倒经所致者，均可诊断为鼻衄。

（2）齿衄 血自齿龈或齿缝外溢，且排除外伤所致者，即可诊断为齿衄。

（3）咳血 血由肺、气道而来，经咳嗽而出，或觉喉痒胸闷，一咯即出，血色鲜红，或夹泡沫，或痰血相兼，痰中带血。多有慢性咳嗽、痰喘、肺痨等病史。

（4）吐血 发病急骤，吐血前多有恶心、胃脘不适、头晕等症。血随呕吐而出，常伴有食物残渣等胃内容物，血色多为咖啡色或紫暗色，也可为鲜红色，大便色黑如漆，或呈暗红色。有胃痛、胁痛、黄疸、癥积等病史。

（5）便血 大便色鲜红、暗红或紫暗，甚至黑如柏油样，次数增多。有胃肠或肝病病史。

（6）尿血 小便中混有血液或夹有血丝，排尿时无疼痛。

（7）紫斑 肌肤出现青紫斑点，小如针尖，大者融合成片，压之不退色。紫斑好发于四肢，尤以下肢为甚，常反复发作。重者可伴有鼻衄、齿衄、尿血、便血及崩漏。小儿及成人皆可患此病，但以女性为多见。

2. 病证鉴别

（1）鼻衄

1）内科鼻衄与外伤鼻衄：因碰伤、挖鼻等引起血管破裂而致鼻衄者，出血多在损伤的一侧，且经局部止血治疗不再出血，没有全身症状，与内科所论鼻衄有别。

2）内科鼻衄与经行衄血：经行衄血又名倒经、逆经，其发生与月经周期有密切关系，多于经行前期或经期出现，与内科所论鼻衄机理不同。

（2）齿衄 齿衄与舌衄：齿衄为血自齿缝、牙龈溢出；舌衄为血出自舌面，舌面上常有如针眼样出血点，与齿衄不难鉴别。

（3）咳血

1）咳血与吐血：咳血与吐血血液均经口出，但两者截然不同。咳血是血由肺来，经气道随咳嗽而出，血色多为鲜红，常混有痰液，咳血之前多有咳嗽、胸闷、喉痒等症状，大量咳血后，可见痰中带血数天，大便一般不呈黑色。吐血是血自胃而来，经呕吐而出，血色紫暗，常夹有食物残渣，吐血之前多有胃脘不适或胃痛、恶心等症状，吐血之后无痰中带血，但大便多呈黑色。

2）咳血与鼻咽、齿龈、口腔出血：鼻咽部、齿龈及口腔其他部位出血的患者，常为纯血或随唾液而出，血量少，并有口腔、鼻咽部病变的相应症状可寻，可与咳血相区别。

（4）吐血 吐血与鼻腔、口腔及咽喉出血：吐血经呕吐而出，血色紫暗，夹有食物残渣，常有胃病史。鼻腔、口腔及咽喉出血，血色鲜红，不夹食物残渣，在五官科进行有关检查即可明确具体部位。

（5）便血

1）便血与痢疾：痢疾初起有发热、恶寒等症，其便血为脓血相兼，且有腹痛、里急后重、肛门灼热等症。便血无里急后重，无脓血相兼，与痢疾不同。

2）便血与痔疮：痔疮属外科疾病，其大便下血特点为便时或便后出血，常伴有肛门异物感或疼痛，进行肛门直肠检查时，可发现内痔或外痔，与内科所论之便血不难鉴别。

（6）尿血

1）尿血与血淋：血淋与尿血均表现为血由尿道而出，两者以小便时痛与不痛为其鉴别要点，不痛者为尿血，痛（滴沥刺痛）者为血淋。

2）尿血与石淋：两者均有血随尿出。但石淋尿中时有砂石夹杂，小便涩滞不畅，时有小便中断，或伴腰腹绞痛等症，若砂石从小便排出则痛止，此与尿血不同。

（7）紫斑

1）紫斑与出疹：紫斑与出疹均有局部肤色的改变，紫斑呈点状者需与出疹的疹点区别。紫斑隐于皮内，压之不退色，触之不碍手；疹高出于皮肤，压之退色，摸之碍手。且二者成因、病位均有不同。

2）紫斑与温病发斑：紫斑与温病发斑，有时虽可类似，但两者病情、病势、预后迥然有别。温病发斑发病急骤，常伴有高热烦躁、头痛如劈、昏狂谵语、四肢抽搐、鼻衄、齿衄、便血、尿血、舌质红绛等，病情险恶多变。杂病发斑（紫斑）一般不如温病发斑急骤，常有反复发作史，也有突然发生者，虽时有热毒亢盛表现，但一般舌不红绛，不具有温病传变急速的特点。

3）紫斑与丹毒：丹毒属外科皮肤病，以皮肤色红如丹得名，轻者压之退色，重者压之不退色，但其局部皮肤灼热肿痛，与紫斑有别。

3. 辨证论治

证型		证候	证机概要	治法	方药
鼻衄	热邪犯肺证	鼻燥衄血，口干咽燥，或兼有身热，恶风头痛，咳嗽，痰少，舌质红，苔薄，脉数	燥热伤肺，血热妄行，上溢清窍	清泄肺热，凉血止血	桑菊饮加减
	胃热炽盛证	鼻衄，或兼齿衄，血色鲜红，口渴欲饮，鼻干，口干臭秽，烦躁，便秘，舌红，苔黄，脉数	胃火上炎，迫血妄行	清胃泻火，凉血止血	玉女煎加减
	肝火上炎证	鼻衄，头痛，目眩，耳鸣，烦躁易怒，两目红赤，口苦，舌红苔黄，脉弦数	火热上炎，迫血妄行，上溢清窍	清肝泻火，凉血止血	龙胆泻肝汤加减
	气血亏虚证	鼻衄，血色淡红，或兼齿衄、肌衄，神疲乏力，面色㿠白，头晕，耳鸣，心悸，夜寐不宁，舌质淡，脉细无力	气虚不摄，血溢清窍，血去气伤，气血两亏	补气摄血	归脾汤加减
齿衄	胃火炽盛证	齿衄，血色鲜红，齿龈红肿疼痛，头痛，口臭口渴，舌红，苔黄，脉洪数	胃火内炽，循经上犯，灼伤血络	清胃泻火，凉血止血	加味清胃散合泻心汤加减
	阴虚火旺证	齿衄，血色淡红，起病较缓，常因受热及烦劳而诱发，齿摇不坚，舌质红，苔少，脉细数	肾阴不足，虚火上炎，络损血溢	滋阴降火，凉血止血	六味地黄丸合茜根散加减

续表

证型		证候	证机概要	治法	方药
咳血	燥热伤肺证	喉痒咳嗽，痰中带血，口干鼻燥，或有身热，舌质红，苔薄黄，少津，脉数	燥热伤肺，肺失清肃，肺络受损	清热润肺，宁络止血	桑杏汤加减
	肝火犯肺证	咳嗽阵作，痰中带血或纯血鲜红，胸胁胀痛，烦躁易怒，口苦，舌质红，苔薄黄，脉弦数	木火刑金，肺失清肃，肺络受损	清肝泻肺，凉血止血	泻白散合黛蛤散加减
	阴虚肺热证	咳嗽痰少，痰中带血，或反复咳血，血色鲜红，口干咽燥，颧红，潮热盗汗，舌质红，脉细数	虚火灼肺，肺失清肃，肺络受损	滋阴润肺，宁络止血	百合固金汤加减
吐血	胃热壅盛证	脘腹胀闷，嘈杂不适，甚则作痛，吐血色红或紫暗，常夹有食物残渣，口臭，便秘，大便色黑，舌质红，苔黄腻，脉滑数	胃热内郁，热伤胃络	清胃泻火，化瘀止血	泻心汤合十灰散加减
	肝火犯胃证	吐血色红或紫暗，口苦胁痛，心烦易怒，寐少梦多，舌质红绛，脉弦数	肝火横逆，胃络损伤	泻肝清胃，凉血止血	龙胆泻肝汤加减
	气虚血溢证	吐血缠绵不止，时轻时重，血色暗淡，神疲乏力，心悸气短，面色苍白，舌质淡，脉细弱	中气亏虚，统血无权，血液外溢	健脾益气摄血	归脾汤加减

续表

证型		证候	证机概要	治法	方药
便血	肠道湿热证	便血色红黏稠，大便不畅或稀溏，或有腹痛，口苦，舌质红，苔黄腻，脉濡数	湿热蕴结，脉络受损，血溢肠道	清化湿热，凉血止血	地榆散合槐角丸加减
	气虚不摄证	便血色淡红或紫暗，食少，体倦，面色萎黄，心悸，少寐，舌质淡，脉细	中气亏虚，气不摄血，血溢胃肠	益气摄血	归脾汤加减
	脾胃虚寒证	便血紫暗，甚则黑色，脘腹隐痛，喜热饮，面色不华，神倦懒言，便溏，舌质淡，脉细	中焦虚寒，统血无力，血溢胃肠	健脾温中，养血止血	黄土汤加减
尿血	下焦湿热证	小便黄赤灼热，尿血鲜红，心烦口渴，面赤口疮，夜寐不安，舌质红，脉数	热伤阴络，血渗膀胱	清热利湿，凉血止血	小蓟饮子加减
	肾虚火旺证	小便短赤带血，头晕耳鸣，神疲，颧红潮热，腰膝酸软，舌质红，少苔，脉细数	虚火内炽，灼伤脉络	滋阴降火，凉血止血	知柏地黄丸加减
	脾不统血证	久病尿血，甚或兼见齿衄、肌衄，食少，体倦乏力，气短声低，面色不华，舌质淡，脉细弱	中气亏虚，统血无力，血渗膀胱	补中健脾，益气摄血	归脾汤加减
	肾气不固证	久病尿血，血色淡红，头晕耳鸣，精神困惫，腰脊酸痛，舌质淡，脉沉弱	肾虚不固，血失藏摄	补益肾气，固摄止血	无比山药丸加减

续表

证型		证候	证机概要	治法	方药
紫斑	血热妄行证	皮肤出现青紫斑点或斑块，或伴有鼻衄、齿衄、便血、尿血，或有发热，口渴，便秘，舌质红，苔黄，脉弦数	热壅经络，迫血妄行，血溢肌腠	清热解毒，凉血止血	十灰散加减
	阴虚火旺证	皮肤出现青紫斑点或斑块，时发时止，常伴鼻衄、齿衄或月经过多，颧红，心烦，口渴，手足心热，或有潮热，盗汗，舌质红，苔少，脉细数	虚火内炽，灼伤脉络，血溢肌腠	滋阴降火，宁络止血	茜根散加减
	气不摄血证	反复发生肌衄，久病不愈，神疲乏力，头晕目眩，面色苍白或萎黄，食欲不振，舌质淡，脉细弱	中气亏虚，统摄无力，血溢肌腠	补气摄血	归脾汤加减

考点 27 ★★★　消渴

1. 诊断依据

（1）口渴多饮、多食易饥、尿频量多、形体消瘦等具有特征性的临床症状，是诊断消渴病的主要依据。

（2）有的患者"三多"症状不著，但若于中年之后发病，且嗜食膏粱厚味、醇酒炙煿，以及病久并发眩晕、肺痨、胸痹心痛、中风、雀目、疮痈等病证者，应考虑消渴的可能性。

（3）可有消渴病的家族史。

2. 病证鉴别

（1）消渴与口渴症　两者都可出现口干多饮症状。口渴症是指口渴饮水的一个临床症状，可出现于多种疾病过程中，尤以外感热病为多见，但这类口渴各随其所患病证的不同而出现相应的临床症状，不伴多食、多尿、瘦削等消渴的特点。

（2）消渴与瘿病　两者都可见多食易饥，消瘦症状。瘿病中气郁化火、阴虚火旺的类型，以情绪激动、多食易饥、形体日渐消瘦、心悸、眼突、颈部一侧或两侧肿大为特征。其中的多食易饥、消瘦，类似消渴病的中消，但眼球突出，颈前瘿肿有形则与消渴有别，且无消渴病的多饮、多尿等症。

3. 辨证论治

证型		证候	证机概要	治法	方药
上消	肺热津伤证	口渴多饮，口舌干燥，尿频量多，烦热多汗，舌边尖红，苔薄黄，脉洪数	肺脏燥热，津液失布	清热润肺，生津止渴	消渴方加减
中消	胃热炽盛证	多食易饥，口渴，尿多，形体消瘦，大便干燥，苔黄，脉滑实有力	胃火内炽，胃热消谷，耗伤津液	清胃泻火，养阴增液	玉女煎加减
中消	气阴亏虚证	口渴引饮，能食与便溏并见，或饮食减少，精神不振，四肢乏力，体瘦，舌质淡红，苔白而干，脉弱	气阴不足，脾失健运	益气健脾，生津止渴	七味白术散加减

续表

证型		证候	证机概要	治法	方药
下消	肾阴亏虚证	尿频量多，混浊如脂膏，或尿甜，腰膝酸软，乏力，头晕耳鸣，口干唇燥，皮肤干燥，瘙痒，舌红苔少，脉细数	肾阴亏虚，肾失固摄	滋阴固肾	六味地黄丸加减
	阴阳两虚证	小便频数，混浊如膏，甚至饮一溲一，面容憔悴，耳轮干枯，腰膝酸软，四肢欠温，畏寒肢冷，阳痿或月经不调，舌苔淡白而干，脉沉细无力	阴损及阳，肾阳衰微，肾失固摄	滋阴温阳，补肾固涩	金匮肾气丸加减

考点28 ★★ 内伤发热

1.诊断依据

（1）内伤发热起病缓慢，病程较长，多为低热，或自觉发热，而体温并不升高，表现为高热者较少。不恶寒，或虽有怯冷，但得衣被则温。常兼见头晕、神疲、自汗、盗汗、脉弱等症。

（2）一般有气血阴阳亏虚或气郁、血瘀、湿阻的病史，或有反复发热史。

（3）无感受外邪所致的头身疼痛、鼻塞、流涕、脉浮等症。

（4）实验室检查有助于本病的诊断。

2.病证鉴别 内伤发热与外感发热：内伤发热的诊断要点已如上述，而外感发热表现的特点是：因感受外邪而起，起病较急，病程较短，发热初期大多伴有恶寒，其恶寒得衣被而不减。发热的热度大多较高，发热的类型随病种的不同而有所差异。初起常兼有头身疼痛、鼻塞、流涕、咳嗽、脉浮等表证。外感发热由感受外邪，正邪相争所致，属实证者居多。

3. 辨证论治

证型	证候	证机概要	治法	方药
阴虚发热证	午后潮热，或夜间发热，不欲近衣，手足心热，烦躁，少寐多梦，盗汗，口干咽燥，舌质红，或有裂纹，苔少甚至无苔，脉细数	阴虚阳盛，虚火内炽	滋阴清热	清骨散或知柏地黄丸加减
血虚发热证	发热，热势多为低热，头晕眼花，身倦乏力，心悸不宁，面白少华，唇甲色淡，舌质淡，脉细弱	血虚失养，阴不配阳	益气养血	归脾汤加减
气虚发热证	发热，热势或低或高，常在劳累后发作或加剧，倦怠乏力，气短懒言，自汗，易于感冒，食少便溏，舌质淡，苔薄白，脉细弱	中气不足，阴火内生	益气健脾，甘温除热	补中益气汤加减
阳虚发热证	发热而欲近衣，形寒怯冷，四肢不温，少气懒言，头晕嗜卧，腰膝酸软，纳少便溏，面色㿠白，舌质淡胖，或有齿痕，苔白润，脉沉细无力	肾阳亏虚，火不归原	温补阳气，引火归原	金匮肾气丸加减

续表

证型	证候	证机概要	治法	方药
气郁发热证	发热多为低热或潮热,热势常随情绪波动而起伏,精神抑郁,胁肋胀满,烦躁易怒,口干而苦,纳食减少,舌红,苔黄,脉弦数	气郁日久,化火生热	疏肝理气,解郁泄热	丹栀逍遥散加减
痰湿郁热证	低热,午后热甚,心内烦热,胸闷脘痞,不思饮食,渴不欲饮,呕恶,大便稀薄或黏滞不爽,舌苔白腻或黄腻,脉濡数	痰湿内蕴,壅遏化热	燥湿化痰,清热和中	黄连温胆汤合中和汤或三仁汤加减
血瘀发热证	午后或夜晚发热,或自觉身体某些部位发热,口燥咽干,但不多饮,肢体或躯干有固定痛处或肿块,面色萎黄或晦暗,舌质青紫或有瘀点、瘀斑,脉弦或涩	血行瘀滞,瘀热内生	活血化瘀	血府逐瘀汤加减

考点 29 ★★　痹证

1. 诊断依据

(1) 临床表现为肢体关节、肌肉疼痛,屈伸不利,或疼痛游走不定,甚则关节剧痛、肿大、僵硬、变形。

(2) 发病及病情的轻重常与劳累以及季节、气候的寒冷、潮湿等天气变化有关,某些痹证的发生和加重可与饮食不当有关。

(3) 本病可发生于任何年龄,但不同年龄的发病与疾病的类型有一定的关系。

2. 病证鉴别 痹证与痿证:鉴别要点首先在于痛与不痛,痹证以关节疼痛为主,而痿证则为肢体力弱,无疼痛症状;其次要观察肢体的活动障碍,痿证是无力运动,痹证是因痛而影响活动;最后,部分痿证病初即有肌肉萎缩,而痹证则是由于疼痛甚或关节僵直不能活动,日久废而不用导致肌肉萎缩。

3. 辨证论治

证型		证候	证机概要	治法	方药
风寒湿痹证	行痹	肢体关节、肌肉疼痛酸楚,屈伸不利,可涉及肢体多个关节,疼痛呈游走性,初起可见有恶风、发热等表证,舌苔薄白,脉浮或浮缓	风邪兼夹寒湿,留滞经脉,闭阻气血	祛风通络,散寒除湿	防风汤加减
	痛痹	肢体关节疼痛,痛势较剧,部位固定,遇寒则痛甚,得热则痛缓,关节屈伸不利,局部皮肤或有寒冷感,舌质淡,舌苔薄白,脉弦紧	寒邪兼夹风湿,留滞经脉,闭阻气血	散寒通络,祛风除湿	乌头汤加减
	着痹	肢体关节、肌肉酸楚、重着、疼痛,肿胀散漫,关节活动不利,肌肤麻木不仁,舌质淡,舌苔白腻,脉濡缓	湿邪兼夹风寒,留滞经脉,闭阻气血	除湿通络,祛风散寒	薏苡仁汤加减

续表

证型	证候	证机概要	治法	方药
风湿热痹证	游走性关节疼痛，可涉及一个或多个关节，活动不便，局部灼热红肿，痛不可触，得冷则舒，可有皮下结节或红斑，常伴有发热、恶风、汗出、口渴、烦躁不安等全身症状，舌质红，舌苔黄或黄腻，脉滑数或浮数	风湿热邪壅滞经脉，气血闭阻不通	清热通络，祛风除湿	白虎加桂枝汤或宣痹汤加减
痰瘀痹阻证	痹证日久，肌肉关节刺痛，固定不移，或关节肌肤紫暗、肿胀，按之较硬，肢体顽麻或重着，或关节僵硬变形，屈伸不利，有硬结、瘀斑，面色暗黧，眼睑浮肿，或胸闷痰多，舌质紫暗或有瘀斑，舌苔白腻，脉弦涩	痰瘀互结，留滞肌肤，闭阻经脉	化痰行瘀，蠲痹通络	双合汤加减
肝肾亏虚证	痹证日久不愈，关节屈伸不利，肌肉瘦削，腰膝酸软，或畏寒肢冷，阳痿、遗精，或骨蒸劳热，心烦口干，舌质淡红，舌苔薄白或少津，脉沉细弱或细数	肝肾不足，筋脉失于濡养、温煦	培补肝肾，舒筋止痛	独活寄生汤加减

考点 30 ★★　痿证

1. 诊断依据

（1）肢体筋脉弛缓不收，下肢或上肢，一侧或双侧，软弱无力，甚则瘫痪，部分病人伴有肌肉萎缩。

（2）由于肌肉痿软无力，可有睑废、视歧、声嘶低喑、抬头无力等症状，甚则影响呼吸、吞咽。

（3）部分病人发病前有感冒、腹泻病史，有的病人有神经毒性药物接触史或家族遗传史。

2. 病证鉴别

（1）痿证与偏枯　偏枯亦称半身不遂，是中风症状，病见一侧上下肢偏废不用，常伴有语言謇涩、口眼歪斜，久则患肢肌肉枯瘦，其瘫痪是由于中风而致，二者临床不难鉴别。

（2）痿证与痹证　痹证后期，由于肢体关节疼痛，不能运动，肢体长期废用，亦有类似痿证之瘦削枯萎者。但痿证肢体关节一般不痛，痹证则均有疼痛，其病因病机、治法也不相同，应予鉴别。

3. 辨证论治

证型	证候	证机概要	治法	方药
肺热津伤证	发病急，病起发热，或热后突然出现肢体软弱无力，可较快发生肌肉瘦削，皮肤干燥，心烦口渴，咳呛少痰，咽干不利，小便黄赤或热痛，大便干燥，舌质红，苔黄，脉细数	肺燥伤津，五脏失润，筋脉失养	清热润燥，养阴生津	清燥救肺汤加减

续表

证型	证候	证机概要	治法	方药
湿热浸淫证	起病较缓,逐渐出现肢体困重,痿软无力,尤以下肢或两足痿弱为甚,兼见微肿,手足麻木,扪及微热,喜凉恶热,或有发热,胸脘痞闷,小便赤涩热痛,舌质红,舌苔黄腻,脉濡数或滑数	湿热浸渍,壅遏经脉,营卫受阻	清热利湿,通利经脉	加味二妙散加减
脾胃虚弱证	起病缓慢,肢体软弱无力逐渐加重,神疲肢倦,肌肉萎缩,少气懒言,纳呆便溏,面色㿠白或萎黄无华,面浮,舌淡苔薄白,脉细弱	脾虚不健,生化乏源,气血亏虚,筋脉失养	补中益气,健脾升清	参苓白术散合补中益气汤加减
肝肾亏损证	起病缓慢,渐见肢体痿软无力,尤以下肢明显,腰膝酸软,不能久立,甚则步履全废,腿胫大肉渐脱,或伴有眩晕耳鸣,舌咽干燥,遗精或遗尿,或妇女月经不调,舌红少苔,脉细数	肝肾亏虚,阴精不足,筋脉失养	补益肝肾,滋阴清热	虎潜丸加减
脉络瘀阻证	久病体虚,四肢痿弱,肌肉瘦削,手足麻木不仁,四肢青筋显露,可伴有肌肉活动时隐痛不适,舌痿不能伸缩,舌质暗淡或有瘀点、瘀斑,脉细涩	气虚血瘀,阻滞经络,筋脉失养	益气养营,活血行瘀	圣愈汤合补阳还五汤加减

考点 31 ★★　腰痛

1. 诊断依据

（1）急性腰痛，病程较短，轻微活动即可引起一侧或两侧腰部疼痛加重，脊柱两旁常有明显的按压痛。

（2）慢性腰痛，病程较长，缠绵难愈，腰部多隐痛或酸痛。常因体位不当、劳累过度、天气变化等因素而加重。

（3）本病常有居处潮湿阴冷、涉水冒雨、跌仆挫闪或劳损等相关病史。

2. 病证鉴别

（1）腰痛与背痛、尻痛、胯痛　腰痛是指腰背及其两侧部位的疼痛，背痛为背脊以上部位疼痛，尻痛是尻骶部位的疼痛，胯痛是指尻尾以下及两侧胯部的疼痛，疼痛的部位不同，应予区别。

（2）腰痛与肾痹　腰痛是以腰部疼痛为主；肾痹是指腰背强直弯曲，不能屈伸，行动困难而言，多由骨痹日久发展而成。

3. 辨证论治

证型	证候	证机概要	治法	方药
寒湿腰痛	腰部冷痛重着，转侧不利，逐渐加重，静卧病痛不减，寒冷和阴雨天则加重，舌质淡，苔白腻，脉沉而迟缓	寒湿闭阻，滞碍气血，经脉不利	散寒行湿，温经通络	甘姜苓术汤加减

续表

证型		证候	证机概要	治法	方药
湿热腰痛		腰部疼痛,重着而热,暑湿阴雨天气症状加重,活动后或可减轻,身体困重,小便短赤,苔黄腻,脉濡数或弦数	湿热壅遏,经气不畅,筋脉不舒	清热利湿,舒筋止痛	四妙丸加减
瘀血腰痛		腰痛如刺,痛有定处,痛处拒按,日轻夜重,轻者俯仰不便,重则不能转侧,舌质暗紫,或有瘀斑,脉涩。部分病人有跌仆闪挫病史	瘀血阻滞,经脉痹阻,不通则痛	活血化瘀,通络止痛	身痛逐瘀汤加减
肾虚腰痛	肾阴虚	腰部隐隐作痛,酸软无力,缠绵不愈,心烦少寐,口燥咽干,面色潮红,手足心热,舌红少苔,脉弦细数	肾阴不足,不能濡养腰脊	滋补肾阴,濡养筋脉	左归丸加减
	肾阳虚	腰部隐隐作痛,酸软无力,缠绵不愈,局部发凉,喜温喜按,遇劳更甚,卧则减轻,常反复发作,少腹拘急,面色㿠白,肢冷畏寒,舌质淡,脉沉细无力	肾阳不足,不能温煦筋脉	补肾壮阳,温煦经脉	右归丸加减

考点 32 ★★★ 痈（2020 年新增考点）

1. 诊断依据

（1）临床表现 可发生于体表的任何部位。初起在患处皮肉之间突然肿胀，光软无头，迅速结块，表皮㶧红，少数病例初起皮色不变，到酿脓时才转为红色，灼热疼痛。轻者无全身症状；重者可伴恶寒发热，头痛，泛恶，口渴，舌苔黄腻，脉弦滑或洪数等全身症状。

成脓约在病起后7天，即使体质较差者亦不超过2周。局部肿势逐渐高突，疼痛加剧，痛如鸡啄。若按之中软有波动感者，为脓已成熟，多伴有发热持续不退等全身症状。

溃后脓出多稠厚、色黄白；若为外伤血肿化脓，可夹杂赤紫色血块。若疮口过小或袋脓，可致脓流不畅，影响愈合；若气血虚者，则脓水稀薄，疮面新肉难生，不易收口。

（2）实验室检查及辅助检查　血常规示白细胞总数及中性白细胞比例可增高。

2. 病证鉴别

（1）脂瘤染毒　患处平时已有结块，与表皮粘连，但基底部推之可动，其中心皮肤常可见粗大黑色毛孔，挤之有粉刺样物溢出，且有臭味，染毒后红肿较局限，10天左右化脓，脓出夹有粉渣样物，愈合较为缓慢，全身症状较轻。

（2）有头疽　多发于项背部肌肉丰厚处，初起有一粟米样疮头，而后肿势逐渐扩大，形成多个脓头，红肿范围往往超过9cm，溃后如蜂窝状，全身症状明显，病程较长。

（3）发　在皮肤疏松部位突然红肿蔓延成片，灼热疼痛，红肿以中心明显，四周较淡，边界不清，范围较痈大，3～5日皮肤湿烂，随即腐溃、色黑，或中软而不溃，并伴有明显的全身症状。

3. 辨证论治

证型	证候	证机概要	治法	方药
火毒凝结证	局部突然肿胀，光软无头，迅速结块，皮肤焮红，日后逐渐扩大，变成高肿发硬。重者可有恶寒发热，头痛，泛恶，口渴，舌苔黄腻，脉弦滑或洪数	邪毒湿浊留阻肌肤，气血凝滞，经络壅遏，化火成毒	清热解毒，行瘀活血	仙方活命饮加减
热胜肉腐证	红热明显，肿势高突，疼痛剧烈，痛如鸡啄，溃后脓出则肿痛消退，舌红，苔黄，脉数	邪毒炽盛，气血凝滞，血败肉腐，蕴酿成脓	和营清热，透脓托毒	仙方活命饮合五味消毒饮加减
气血两虚证	脓水稀薄，疮面新肉不生，色淡红不鲜或暗红，愈合缓慢。伴面色无华，神疲乏力，纳少。舌质淡胖，苔少，脉沉细无力	失治误治，痈脓未溃，久耗气血，无力生新	益气养血，托毒生肌	托里消毒散加减

考点33 ★★★　乳癖

1. 诊断依据

（1）临床表现　好发年龄在25～45岁。城市妇女的发病率高于农村妇女。社会经济地位高或受教育程度高、月经初潮年龄早、低经产状况、初次怀孕年龄大、未授乳和绝经迟的妇女为本病的高发人群。

乳房疼痛以胀痛为主，也有刺痛或牵拉痛。疼痛常在月经前加剧，经后疼痛减轻，或疼痛随情绪波动而变化，痛甚者不可触碰，行走或活动时也有乳痛。乳痛主要以乳房肿块处为甚，常涉及胸胁部或肩背部。有些患者还可伴有乳头疼痛和作痒，乳痛重者影响工作或生活。

乳房肿块可发生于单侧或双侧，大多位于乳房的外上象限，也可见于其他象限。肿块的质地中等或质硬不坚，表面光滑或呈颗粒状，活动度好，大多伴有压痛。肿块大小不一，一般直径在 1～2cm，大者可超过 3cm。

乳房肿块可于经前期增大变硬，经后稍见缩小变软。个别患者还可伴有乳头溢液，溢液呈白色或黄绿色，或呈浆液状。

乳房疼痛和乳房肿块可同时出现，也可先后出现，或以乳痛为主，或以乳房肿块为主。患者还常伴有月经失调、心烦易怒等症状。

（2）辅助检查　乳房钼靶X线摄片、超声波检查及红外线热图像有助于诊断和鉴别诊断。对于肿块较硬或较大者，可考虑做组织病理学检查。

2. 病证鉴别

（1）乳岩　常无意中发现肿块，多无疼痛，逐渐长大，肿块质地坚硬如石，表面高低不平，边缘不整齐，常与皮肤粘连，活动度差，患侧淋巴结可肿大，后期溃破呈菜花样。

（2）乳核　多见于20～25岁女性，乳房肿块形如丸卵，质地坚实，表面光滑，边界清楚，活动度好，病程进展缓慢。

3. 辨证论治

证型	证候	证机概要	治法	方药
肝郁痰凝证	多见于青壮年妇女。乳房肿块随喜怒消长，伴有胸闷胁胀，善郁易怒，失眠多梦，心烦口苦。苔薄黄，脉弦滑	肝郁气滞，郁久化热，热灼津液为痰，气滞痰凝血瘀形成乳房肿块	疏肝解郁，化痰散结	逍遥蒌贝散加减
冲任失调证	多见于中年妇女。乳房肿块月经前加重，经后缓减，伴有腰酸乏力，神疲倦怠，月经失调，量少色淡，或闭经。舌淡，苔白，脉沉细	冲任失调，使气血瘀滞，或阳虚痰湿内结，经脉阻塞	调摄冲任	二仙汤合四物汤加减

考点 34 ★★★ 湿疮

1. 诊断依据

（1）**急性湿疮** 相当于西医急性湿疹。

本病起病较快，皮损常为对称性、原发性和多形性（常有红斑、潮红、丘疹、丘疱疹、水疱、脓疱、流滋、结痂并存）。可发于身体的任何部位，亦可泛发全身，但常以头面、耳后、手足、阴囊、外阴、肛门等处多见，多成对称分布。病变常为片状或弥漫性，无明显边界。皮损为多数密集的粟粒大小的丘疹、丘疱疹，基底潮红，由于搔抓，丘疹、丘疱疹或水疱顶端抓破后流滋、糜烂及结痂，皮损中心较重，外周有散在丘疹、红斑、丘疱疹，故边界不清。如不转化为慢性，1～2个月脱去痂皮而愈。自觉瘙痒剧烈，搔抓、肥皂热水烫洗、饮酒、食辛辣发物均可使皮损加重，瘙痒加剧，重者影响睡眠。搔抓染毒多致糜烂、渗液、化脓，并可发疖、臀核等。

（2）亚急性湿疮　相当于西医亚急性湿疹。

常由急性湿疮未能及时治疗，或处理失当，致病程迁延所致，亦可初发即呈亚急性湿疮。皮损较急性湿疮轻，以丘疹、结痂、鳞屑为主，仅有少量水疱及轻度糜烂。自觉剧烈瘙痒，夜间尤甚。

（3）慢性湿疮　相当于西医慢性湿疹。

常由急性和亚急性湿疮处理不当，长期不愈，或反复发作而成。部分病人一开始即表现为慢性湿疮的症状。

皮损多局限于某一部位，如小腿、手足、肘窝、腘窝、外阴、肛门等处。表现为皮肤肥厚粗糙，触之较硬，色暗红或紫褐色，皮纹显著或呈苔藓样变。皮损表面常附有鳞屑伴抓痕、血痂、色素沉着，部分皮损可出现新的丘疹或水疱，抓破后有少量流滋。发生于手足及关节部位者，常易出现皲裂，自觉疼痛影响活动。患者自觉瘙痒，呈阵发性，夜间或精神紧张、饮酒、食辛辣发物时瘙痒加剧。病程较长，反复发作，时轻时重。

2. 病证鉴别

（1）接触性皮炎　主要与急性湿疮鉴别。接触性皮炎常有明确的接触史，皮损常限于接触部位，皮疹较单一，有水肿、水疱，境界清楚，去除病因后较快痊愈，不再接触即不复发。

（2）牛皮癣　与慢性湿疮相鉴别。本病好发于颈侧、肘、尾骶部，常不对称，有典型的苔藓样变，皮损倾向干燥，无多形性损害。

3.辨证论治

证型	证候	证机概要	治法	方药
湿热蕴肤证	发病快,病程短,皮损有潮红、丘疱疹,灼热瘙痒无休,抓破渗液流脂水;伴心烦口渴,身热不扬,大便干,小便短赤;舌红,苔薄白或黄,脉滑或数	湿热内生,又兼外受风邪,内外两邪相搏,风湿热邪浸淫肌肤	清热利湿止痒	龙胆泻肝汤合萆薢渗湿汤加减
脾虚湿蕴证	发病较缓,皮损潮红,丘疹,或丘疱疹少,瘙痒,抓后糜烂渗出,可见鳞屑;伴纳少,腹胀便溏,易疲乏;舌淡胖,苔白腻,脉濡缓	脾胃受损,失其健运,湿邪留恋	健脾利湿止痒	除湿胃苓汤加减
血虚风燥证	病程久,反复发作,皮损色暗或色素沉着,或皮损粗糙肥厚,剧痒难忍,遇热或肥皂水烫洗后瘙痒加重;伴有口干不欲饮,纳差,腹胀;舌淡,苔白,脉弦细	病久耗伤阴血,血虚生风化燥	养血润肤,祛风止痒	当归饮子或四物消风饮加丹参、鸡血藤、乌梢蛇

考点35 ★★★ 痔

1.诊断依据

(1)内痔

1)临床症状

便血:是内痔最常见的早期症状。初起多为无痛性便血,血色鲜红,不与粪便相混。可表现为手纸带血、滴血、喷射状出血,便后出血停止。出血呈间歇性。饮酒、疲劳、过食辛辣食物、便秘等诱因，常使症状加重。出血严重者可出现继发性贫血。

脱出：随着痔核增大，排便时可脱出肛门外。若不及时回纳，可致内痔嵌顿。

肛周潮湿、瘙痒：痔核反复脱出，肛门括约肌松弛，常有分泌物溢于肛门外，故感肛门潮湿；分泌物长期刺激肛周皮肤，易发湿疹、瘙痒不适。

疼痛：脱出的内痔发生嵌顿，引起水肿、血栓形成、糜烂坏死，可有剧烈疼痛。

便秘：患者常因出血而人为地控制排便，造成习惯性便秘，干燥粪便又极易擦伤痔核表面黏膜而出血，形成恶性循环。

2）专科检查：指诊检查可触及柔软、表面光滑、无压痛的黏膜隆起，肛门镜下可见齿线上黏膜有半球状隆起，色暗紫或深红，表面可有糜烂或出血点。

（2）外痔

1）静脉曲张性外痔：发生在肛管或肛缘皮下，局部有椭圆形或长形肿物，触之柔软。便时或下蹲等致腹压增加时，肿物增大，并呈暗紫色，按之较硬，便后或按摩后肿物缩小变软。一般不疼痛，仅觉肛门部坠胀不适。若便后肿物不缩小，可致周围组织水肿而引起疼痛。有静脉曲张外痔的患者，多伴有内痔。

2）血栓性外痔：肛门部突然剧烈疼痛，肛缘皮下有一触痛性肿物，排便、坐下、行走甚至咳嗽等动作均可使疼痛加剧。检查时在肛缘皮肤表面有一暗紫色圆形硬结节，界限清楚，触按痛剧。有时经3～5天血块自行吸收，疼痛缓解而自愈。

3）结缔组织外痔：肛门边缘处赘生皮瓣，逐渐增大，质地柔软，一般无疼痛，不出血，仅觉肛门有异物感，常因染毒而肿胀,自觉疼痛,肿胀消失后,赘皮依然存在。若发生于截石位6、12点处的外痔,常由肛裂引起,又称哨兵痔或裂痔;若发于3、7、11点处的外痔,多伴有内痔;赘皮呈环形或形如花冠状的,多见于经产妇。

（3）混合痔　内痔与外痔相连,无明显分界,括约肌间沟消失。用力排便或负重等致腹压增加,可一并扩大隆起。内痔部分较大者,常可脱出肛门外。

2. 病证鉴别

（1）直肠息肉　多见于儿童,脱出息肉一般为单个。头圆而有长蒂,表面光滑,质较痔核稍硬,活动度大,容易出血,但多无射血、滴血现象。

（2）肛乳头肥大　呈锥形或鼓槌状,灰白色,表面为上皮,一般无便血,常有疼痛或肛门坠胀,过度肥大者,便后可脱出肛门外。

（3）脱肛　直肠黏膜或直肠环状脱出,有螺旋状皱折,表面光滑,无静脉曲张,一般不出血,脱出后有黏液分泌。

（4）直肠癌　多见于中、老年人,粪便中混有脓血、黏液、腐臭的分泌物,便意频数,里急后重,晚期大便变细。指检常可触及菜花状肿物,或凹凸不平溃疡,质地坚硬,不能推动,触之易出血。

（5）下消化道出血　溃疡性结肠炎、克罗恩病、直肠血管瘤、憩室病、家族性息肉病等,常有不同程度的便血,应做乙状结肠镜、纤维结肠镜检查或X线钡剂灌肠造影才能鉴别。

（6）肛裂　便鲜血,量较少,肛门疼痛剧烈,呈周期性,多伴有便秘,局部检查可见6点或12点处肛管有梭形裂口。

3. 辨证论治

证型	证候	证机概要	治法	方药
风热肠燥证	大便带血，滴血或喷射状出血，血色鲜红，大便秘结，或有肛门瘙痒，舌质红，苔薄黄，脉数	风热相夹，伤及肠络，血不循经，下溢则便血	清热凉血祛风	凉血地黄汤加减
湿热下注证	便血色鲜，量较多，肛内肿物外脱，可自行回纳，肛门灼热，重坠不适，苔黄腻，脉弦数	脾失运化，湿自内生，湿与热结，热迫血络	清热利湿止血	脏连丸加减
气滞血瘀证	肛内肿物脱出，甚或嵌顿，肛管紧缩，坠胀疼痛，甚则内有血栓形成，肛缘水肿，触痛明显，舌质红，苔白，脉弦细涩	风湿燥热下注，蕴结大肠，气血瘀滞不通	清热利湿，行气活血	止痛如神汤加减
脾虚气陷证	肛门松弛，内痔脱出不能自行回纳，需用手法还纳，便血色鲜或淡，伴头晕气短，面色少华，神疲自汗，纳少便溏等，舌淡，苔薄白，脉细弱	脾虚失摄，中气下陷	补中益气，升阳举陷	补中益气汤加减

考点 36 ★★★ 肠痈

1. 诊断依据

（1）临床表现

1）初期：腹痛多起于脐周或上腹部，数小时后，腹痛转移并固定在右下腹部，疼痛呈持续性、进行性加重。

70%～80%的病人有转移性右下腹痛的特点,但也有一部分病例发病开始即出现右下腹痛。右下腹压痛是本病常见的重要体征,压痛点通常在麦氏点(右髂前上棘与脐连线上的中、外1/3交界处),可随阑尾位置变异而改变,但压痛点始终在一个固定的位置上。两侧足三里、上巨虚穴附近(阑尾穴)可有压痛点。一般可伴有轻度发热、恶心纳减、舌苔白腻、脉弦滑或弦紧等。

2)酿脓期:若病情发展,渐至化脓,则腹痛加剧,右下腹明显压痛、反跳痛,局限性腹皮挛急,或右下腹可触及包块,壮热不退,恶心呕吐,纳呆,口渴,便秘或腹泻,舌红苔黄腻,脉弦数或滑数。

3)溃脓期:腹痛扩展至全腹,腹皮挛急,全腹压痛、反跳痛,恶心呕吐,大便秘结或似痢不爽,壮热自汗,口干唇燥,舌质红或绛,苔黄糙,脉洪数或细数等。

(2)实验室和其他辅助检查 血常规检查:初期,多数患者白细胞计数及中性粒细胞比例增高,在酿脓期和溃脓期,白细胞计数常升至$18×10^9/L$以上。盲肠后位阑尾炎可刺激右侧输尿管,尿中可出现少量红细胞和白细胞。诊断性腹腔穿刺检查和B型超声检查对诊断有一定帮助。脓液细菌培养及药敏试验有助于确定致病菌种类,可有针对性地选择抗生素。

2. 病证鉴别

(1)胃、十二指肠溃疡穿孔 穿孔后溢液可沿升结肠旁沟流至右下腹部,很似急性阑尾炎的转移性腹痛。病人既往多有溃疡病史,突发上腹剧痛,迅速蔓延至全腹,除右下腹压痛外,上腹仍具疼痛和压痛,腹肌板状强直,肠鸣音消失,可出现休克。多有肝浊音界消失,X线透视或摄片多有腹腔游离气体。如诊断有困难,可行诊断性腹腔穿刺检查。

（2）**右侧输尿管结石** 腹痛多在右下腹，为突发性绞痛，并向外生殖器部放射，腹痛剧烈但体征不明显。肾区叩痛，尿液检查有较多红细胞。B型超声检查表现为特殊结石声影和肾积水等。X线摄片约90%在输尿管走行部位可显示结石影。

3. 辨证论治

证型	证候	证机概要	治法	方药
瘀滞证	转移性右下腹痛，呈持续性、进行性加剧，右下腹局限性压痛或拒按，伴恶心纳差，可有轻度发热；苔白腻，脉弦滑或弦紧	饱食后急剧奔走或跌仆损伤，致气血瘀滞，肠道运化失司，败血浊气壅遏而成痈	行气活血，通腑泄热	大黄牡丹汤合红藤煎剂加减
湿热证	腹痛加剧，右下腹或全腹压痛、反跳痛，腹皮挛急，右下腹可摸及包块，壮热，纳呆，恶心呕吐，便秘或腹泻；舌红，苔黄腻，脉弦数或滑数	糟粕积滞，湿热内结，积结肠道，蕴酿成脓	通腑泄热，解毒利湿透脓	复方大柴胡汤加减
热毒证	腹痛剧烈，全腹压痛、反跳痛，腹皮挛急，高热不退，或恶寒发热，时时汗出，烦渴，恶心呕吐，腹胀，便秘或似痢不爽；舌红绛而干，苔黄厚干燥或黄糙，脉洪数或细数	肠内痞塞，气机不畅，食积痰凝，瘀结化热，热毒炽盛，渐入血分	通腑排脓，养阴清热	大黄牡丹汤合透脓散加减

考点37 ★★★ 崩漏

1. 诊断依据

（1）病史

1）既往多有月经先期、经期延长、月经过多等病史。

2）年龄、孕产史、目前采取的避孕措施、使用性激素类药物等情况。

3）肝病、血液病、高血压以及甲状腺、肾上腺、脑垂体病史。

（2）症状　月经不按周期而妄行，出血量多如崩，或量少淋漓漏下不止。或停经数月骤然暴下，继而淋漓不断，或淋漓量少数月又突然暴下如注。

（3）检查

1）B超检查：排除妊娠、生殖器官肿瘤或赘生物等。

2）血液检查：可见血红蛋白偏低，无血液病。

3）卵巢功能测定：基础体温呈单相型。

4）诊断性刮宫：病理检查，排除子宫内膜恶性病变。

5）妇科检查：出血来自宫腔。无器质性病变及妊娠迹象。

2. 病证鉴别　崩漏为月经的周期、经期及经量发生严重紊乱的疾病，表现为周期、经期紊乱，或暴下不止，或淋漓不断。

（1）月经先期及月经先后无定期　月经周期异常，经期和经量无明显异常表现。

（2）经期延长　仅为经期的延长，月经周期和经量无明显异常表现。

（3）月经过多　月经量明显增多，能自行停止，周期和经期无异常。

3. 辨证论治

证型		证候	证机概要	治法	方药
血热证	虚热证	经血非时而下，量少淋漓，血色鲜红而质稠，心烦潮热，小便黄少，或大便干燥，舌质红，少苔，脉细数	阴虚内热，热扰冲任血海	养阴清热，固冲止血	保阴煎加减
	实热证	经血非时暴下，或淋漓不净又时而增多，血色深红或鲜红，质稠，或有血块，唇红目赤，烦热口渴，或大便干结，小便黄，舌红苔黄，脉滑数	实热内蕴，损伤冲任，血海沸溢，迫血妄行	清热凉血，止血调经	清热固经汤加减
肾虚证	肾阴虚证	经乱无期，出血淋漓不净或量多，色鲜红，质稠，头晕耳鸣，腰膝酸软，或心烦，舌质偏红，苔少，脉细数	肾阴亏虚，冲任失守	滋肾益阴，止血调经	左归丸去牛膝合二至丸
	肾阳虚证	经来无期，出血量多或淋漓不尽，色淡质清，畏寒肢冷，面色晦暗，腰腿酸软，小便清长，舌质淡，苔薄白，脉沉细	肾阳虚衰，阳不摄阴，封藏失司，冲任不固	温肾固冲，止血调经	右归丸加黄芪、党参

续表

证型		证候	证机概要	治法	方药
肾虚证	肾气虚证	青春期少女或围绝经期妇女，出血量多势急如崩，或淋漓日久，色淡红或暗红，质清稀，面色晦暗，眼眶暗，小腹空坠，腰膝酸软，舌淡暗，苔白润，脉沉细	肾气失摄，冲任不固，血失统摄	补肾益气，固冲止血	加减苁蓉菟丝子丸加党参、黄芪、阿胶
脾虚证		经血非时而至，崩中暴下继而淋漓，血色淡而质薄，气短神疲，面色㿠白，或面浮肢肿，手足不温，舌质淡，苔薄白，脉弱或沉细	脾虚中气虚弱甚或下陷，则冲任不固，血失统摄	补气升阳，止血调经	固本止崩汤
血瘀证		经血非时而下，时下时止，或淋漓不净，色紫黑有块，或有小腹疼痛，舌质紫暗，苔薄白，脉涩或细弦	冲任、子宫瘀血阻滞，新血不安，故经血非时而下，发为崩漏	活血化瘀，止血调经	桃红四物汤加三七粉、茜草炭、炒蒲黄

考点38 ★★★ 痛经

1. 诊断依据

（1）病史 伴随月经周期规律性发作的小腹疼痛病史，或有经量异常、不孕、放置宫内节育器、盆腔炎等病史。

（2）症状 腹痛多发生在经前1～2天，可呈阵发性剧痛,严重者可放射到腰骶部、肛门、阴道、股内侧,甚至可见面色苍白、出冷汗、手足发凉等晕厥之象。但无论疼痛程度如何,一般不伴腹肌紧张或反跳痛。也有少数于经血将净或经净后1~2天始觉腹痛或腰腹痛者。

(3)妇科检查 功能性痛经者,妇科检查多无明显病变,部分患者可有子宫体过度屈曲,宫颈口狭窄。子宫内膜异位症者多有痛性结节,子宫粘连,活动受限,或伴有卵巢囊肿;子宫腺肌病者子宫多呈均匀性增大,经期检查时子宫压痛明显;慢性盆腔炎者有盆腔炎症的征象。

(4)其他检查 盆腔B超检查对子宫内膜异位症、子宫腺肌病、慢性盆腔炎的诊断有帮助,必要时行腹腔镜检查。

2. 病证鉴别

(1)异位妊娠破裂 异位妊娠破裂多有停经史和早孕反应,妊娠试验阳性;妇科检查时,宫颈有抬举痛,腹腔内出血较多时,子宫有漂浮感;盆腔B超检查常可见子宫腔以外有孕囊或包块存在;后穹隆穿刺或腹腔穿刺阳性;内出血严重时,患者可出现休克,血红蛋白下降。痛经虽可出现剧烈的小腹痛,但无上述妊娠征象。

(2)胎动不安 胎动不安也有停经史或早孕反应,妊娠试验阳性;在少量阴道流血和轻微小腹疼痛的同时,可伴有腰酸和小腹下坠感;妇科检查时,子宫体增大如停经月份,宫体变软,盆腔B超可见宫腔内有孕囊和胚芽,或见胎心搏动。痛经无停经史和妊娠反应,妇科检查及盆腔B超检查也无妊娠现象。

3. 辨证论治

证型	证候	证机概要	治法	方药
气滞血瘀证	每于经前一二日或月经期小腹胀痛，拒按，或伴胸胁、乳房作胀，或经量小，或经行不畅，经色紫暗有块，血块排出后痛减，经净疼痛消失，舌紫暗或有瘀点，脉弦或弦滑	肝气郁滞，气滞则血瘀，血海气机不利，经血运行不畅，发为痛经	理气化瘀止痛	膈下逐瘀汤加减
寒凝血瘀证	经期或经后小腹冷痛拒按，得热则舒，经量少，色色暗而有血块，面色青白，肢冷畏寒，舌暗，苔白，脉沉紧	风冷寒湿客于冲任、胞中，致经血凝滞不畅，留聚而痛	温经暖宫，化瘀止痛	少腹逐瘀汤加减
湿热瘀阻证	经前小腹疼痛拒按，有灼热感，或伴腰骶胀痛，或平时少腹时痛，经来疼痛加剧，低热起伏，经色暗红，质稠有块，带下黄稠，小便短黄，舌红苔黄而腻，脉弦数或濡数	湿热之邪，盘踞冲任子宫，气血失畅	清热除湿，化瘀止痛	清热调血汤加红藤、败酱草、薏苡仁
气血虚弱证	经后一二日或经期小腹隐隐作痛，或小腹及阴部空坠，喜揉按，月经量少，色淡质薄，或神疲乏力，或面色不华，或纳少便溏，舌质淡，脉细弱	气血不足，冲任亦虚，经行之后，血海更虚，子宫、冲任失于濡养	益气补血止痛	圣愈汤加香附、延胡索

续表

证型	证候	证机概要	治法	方药
肾气亏虚证	经行后一两日内小腹绵绵作痛，腰部酸胀，经色暗淡，量少，质稀薄，或有潮热，或耳鸣，脉细弱，苔薄白或薄黄	肾气虚损，冲任俱虚，胞宫失养	补益肾气止痛	益肾调经汤加减
阳虚内寒证	经期或经后小腹冷痛，喜按，得热则舒，经量少，经色暗淡，腰腿酸软，小便清长，舌淡胖，苔白润，脉沉	素禀阳虚，阴寒内盛，冲任虚寒，致使经水运行迟滞，留聚而痛	温经扶阳，暖宫止痛	温经汤（《金匮要略》）加减

考点39★★★ 绝经前后诸证

1. 诊断依据

（1）病史 45～55岁的妇女，出现月经紊乱或停闭；或40岁前卵巢功能早退；或有手术切除双侧卵巢及其他因素损伤双侧卵巢功能病史。

（2）症状 月经紊乱或停闭，随之出现烘热汗出、烦躁易怒、潮热面红、眩晕耳鸣、心悸失眠、腰背酸楚、面浮肢肿、皮肤蚁行样感、情志不宁等症状。

（3）检查

1）妇科检查：子宫大小尚正常或偏小。

2）血清激素检查：FSH、LH增高，E_2水平降低，典型者呈二高（高FSH、LH）一低（低E_2）的内分泌改变。绝经后E_2水平周期性变化消失。

3）阴道脱落细胞涂片检查：雌激素水平不同程度地

低落。

2. 病证鉴别

（1）眩晕、心悸、水肿　本病症状表现可与某些内科病如眩晕、心悸、水肿等相类似，要注意鉴别。

（2）癥瘕　可能出现月经过多或经断复来，或有下腹疼痛，浮肿，或带下五色，气味臭秽，或身体骤然明显消瘦等症状。

3. 辨证论治

证型	证候	证机概要	治法	方药
肾阴虚证	头晕耳鸣，头部面颊阵发性烘热、汗出，五心烦热，腰膝酸痛，或月经先期或先后不定，经色鲜红，量或多或少，或皮肤干燥瘙痒，口干，大便干结，尿少色黄，舌红少苔，脉细数	天癸渐竭，肾阴不足，阳失潜藏	滋养肾阴，佐以潜阳	左归丸加减
肾阳虚证	面色晦暗，精神萎靡，形寒肢冷，腰膝酸冷，纳呆腹胀，大便溏薄，或经行量多，或崩中暴下，色淡或暗，有块，面浮肢肿，夜尿多或尿频失禁，或带下清稀，舌淡或胖嫩，边有齿印，苔薄白，脉沉细无力	肾阳虚惫，命门火衰，脾阳不温，冲任失调	温肾扶阳，佐以温中健脾	右归丸加减
肾阴阳俱虚证	时时畏寒恶风，时而潮热汗出，腰酸乏力，头晕耳鸣，五心烦热，舌淡苔薄，脉沉细	肾阴阳俱虚，冲任失调	补肾扶阳，滋肾养血	二仙汤加减

考点40 ★★★ 带下病

Ⅰ 带下过多

1. 诊断依据

（1）病史 有经期、产后余血未净之际，忽视卫生，不禁房事，或妇科手术感染邪毒病史。

（2）症状 带下量多；色白或淡黄，或赤白相兼，或黄绿如脓，或混浊如米泔；质或清稀如水，或稠黏如脓，或如豆渣凝乳，或如泡沫状；气味无臭，或有臭气，或臭秽难闻；可伴有外阴、阴道灼热瘙痒，坠胀或疼痛等。

（3）检查

1）妇科检查：可见各类阴道炎、宫颈炎、盆腔炎等炎症体征，也可见于妇科肿瘤。

2）实验室检查：急性或亚急性盆腔炎，检查白细胞计数增多。阴道炎患者阴道清洁度检查三度。阴道分泌物镜检可查到滴虫、真菌及其他特异性或非特异性病原体。

3）B超检查：对排除盆腔炎症及盆腔肿瘤有意义。

2. 病证鉴别

（1）白浊 白浊是指尿道流出混浊如脓之物的一种疾患，而带下秽物出自阴道。

（2）漏下 经血非时而下，量少淋漓不断者为漏下，易与赤带相混。赤带者月经正常，时而从阴道流出一种赤色黏液，似血非血，绵绵不断。

3. 辨证论治

证型	证候	证机概要	治法	方药
脾虚证	带下色白或淡黄,质黏稠,无臭气,绵绵不断,面色㿠白或萎黄,四肢不温,精神疲惫,纳少便溏,两足浮肿,舌淡苔白或腻,脉缓弱	脾气受损,运化失常,水湿内停,流注下焦,伤及任带	健脾益气,升阳除湿	完带汤加减
肾虚证	白带清冷,量多,质稀薄,终日淋漓不断,腰痛如折,小腹有冷感,小便频数清长,夜间尤甚,大便溏薄,舌质淡,苔薄白,脉沉迟	肾阳不足,命门火衰,封藏失职,津液滑脱而下	温肾培元,固涩止带	内补丸加减
阴虚夹湿证	带下赤白,质稍黏无臭,阴部灼热,头目昏眩,或面部烘热,五心烦热,失眠多梦,便艰尿黄,舌红少苔,脉细略数	肾阴不足,相火偏旺,损伤血络,或复感湿邪,损伤任带,致任脉不固,带脉失约	益肾滋阴,清热止带	知柏地黄汤加芡实、金樱子
湿热下注证	带下量多,色黄或黄白,质黏稠,有臭气,胸闷口腻,纳食较差,或小腹作痛,或带下色白质黏如豆腐渣状,阴痒,小便黄少,舌苔黄腻或厚,脉濡略数	湿热蕴结于下,损伤任带二脉	清利湿热	止带方加减

续表

证型	证候	证机概要	治法	方药
热毒蕴结证	带下量多，或赤白相兼，或五色杂下，质黏腻，或如脓样，有臭气，或腐臭难闻，小腹作痛，烦热口干，大便干结或臭秽，小便黄少，舌红，苔黄干，脉数	热毒损伤任带，发为带下	清热解毒	五味消毒饮加白花蛇舌草、椿根白皮、白术

Ⅱ 带下过少

1. 诊断依据

（1）病史 有卵巢早衰、手术切除卵巢、盆腔放疗、盆腔炎症、反复流产史，有产后大出血或长期服用某些药物抑制卵巢功能等病史。

（2）症状 带下过少甚至全无，阴道干涩、痒痛，甚至阴部萎缩。或伴性欲低下，性交疼痛，烘热汗出，月经错后、稀发，经量偏少，闭经，不孕等。

（3）检查

1）妇科检查：阴道黏膜皱褶明显减少或消失，或阴道壁菲薄充血，分泌物极少，宫颈、宫体或有萎缩。

2）实验室检查：性激素测定可见雌二醇（E_2）明显降低，促卵泡生成素（FSH）、促黄体生成素（LH）升高。

3）B超检查：可见双侧卵巢缺如或卵巢变小，或子宫内膜菲薄。

2. 病证鉴别

（1）产后虚劳 由于产后大出血、休克造成垂体前叶急性坏死，正常分泌功能受损而引起。临床表现为产后体质虚弱，面色苍白，无乳汁分泌，闭经，阴部萎缩，性欲减退,并有畏寒、头昏、贫血、毛发脱落等症状;FSH、LH 明显降低,甲状腺功能降低,尿 17-羟、17-酮皮质类固醇低于正常。

(2)脏躁 妇女精神忧郁,烦躁不宁,无故悲泣,哭笑无常,喜怒无定,呵欠频作,不能自控者,常伴有绝经期症状。实验室检查可有 E_2 下降,FSH、LH 的升高,可因卵巢功能下降而出现带下过少,少数出现阴道干涩不适等症状。

3. 辨证论治

证型	证候	证机概要	治法	方药
肝肾亏损证	带下过少,甚至全无,阴部干涩灼痛,或伴阴痒,阴部萎缩,性交疼痛,头晕耳鸣,腰膝酸软,烘热汗出,烦热胸闷,夜寐不安,小便黄,大便干结,舌红少苔,脉细数或沉弦细	肝肾亏损,血少津乏,阴液不充,不能润泽阴窍,则带下过少	滋补肝肾,养精益血	左归丸加知母、肉苁蓉、紫河车、麦冬
血枯瘀阻证	带下过少甚至全无,阴中干涩,阴痒,或面色无华,头晕眼花,神疲乏力,或经行腹痛,经色紫暗,有血块,肌肤甲错,或下腹有包块,舌质暗、边有齿痕、瘀斑,脉细涩	瘀血内停,阻于冲任,阴精津液不能运达阴股,不能润泽阴窍,则带下过少	补血益精,活血化瘀	小营煎加丹参、桃仁、牛膝

考点41 ★★★ 胎漏、胎动不安

1. 诊断依据

（1）病史

1）有停经史，并可有早孕反应。

2）常有孕后不节房事史，人工流产、自然流产史或宿有癥瘕史。

（2）症状　妊娠期间出现少量阴道出血，而无明显的腰酸、腹痛，脉滑，可诊断为胎漏；若妊娠出现腰酸、腹痛、下坠，或伴有少量阴道出血，脉滑，可诊断为胎动不安。

（3）检查

1）妇科检查：子宫颈口未开，胎膜未破，子宫大小与停经月份相符合。

2）尿妊娠试验：尿妊娠试验阳性。

3）B超检查：宫内妊娠、胎儿存活。

2. 病证鉴别

（1）胎漏　胎漏是妊娠期阴道少量出血，时下时止，而无腰酸腹痛。

1）激经：激经的出血是有规律的，孕后在相当于月经期时，有少量阴道流血，至孕3个月后自行停止，无损于胎儿的生长发育。

2）胎死不下：胎死不下可伴阴道流血，孕中期不见小腹增大，胎动消失。妇科检查子宫小于妊娠月份，B超检查无胎心、胎动，或胎头不规则变形。

（2）胎动不安　胎动不安是妊娠期间仅有腰酸腹痛或下腹坠胀，或伴有少量阴道出血。

1）妊娠腹痛：妊娠期发生小腹疼痛，并无腰酸，也无阴道流血。

2)胎殒难留：阴道流血增多，腹痛加重，妇科检查子宫颈口已扩张，有时胚胎组织堵塞于子宫颈口，子宫与停经月份相符或略小。B超检查孕囊变形，或子宫壁与胎膜之间的暗区不断增大，胎囊进入宫颈管内，无胎心搏动。

3)异位妊娠：可有少量不规则阴道流血、下腹隐痛等症，其破裂时即伴有剧烈的下腹部撕裂样疼痛，多限于一侧，或伴有晕厥或休克。妇科检查、后穹隆穿刺术及B超检查有助于诊断。

4)鬼胎：常有不规则阴道流血，有时可大量出血，偶尔在血中发现水泡状物。子宫多大于正常妊娠子宫。B超检查可协助诊断。

3. 辨证论治

证型	证候	证机概要	治法	方药
肾虚证	妊娠期，阴道少量下血，色淡暗，腰酸腹坠痛，或伴头晕耳鸣，小便频数，夜尿多甚至失禁，或曾屡次堕胎，舌淡苔白，脉沉滑尺弱	肾虚冲任失固，蓄以养胎之血下泄，胎元不固	固肾安胎，佐以益气	寿胎丸加减
气血虚弱证	妊娠期，阴道少量流血，色淡红，质稀薄，或腰腹胀痛或坠胀，伴神疲肢倦，面色㿠白，心悸气短，舌质淡，苔薄白，脉细滑	气虚不摄，血虚失养，胎气不固	补气养血，固肾安胎	胎元饮去当归，加黄芪、阿胶

续表

证型	证候	证机概要	治法	方药
血热证	妊娠期，阴道下血，色鲜红，或腰腹坠胀作痛，伴心烦不安，手心烦热，口干咽燥，或有潮热，小便短黄，大便秘结，舌质红，苔黄而干，脉滑数	热邪直犯冲任，内扰胎元，胎元不固	滋阴清热，养血安胎	保阴煎加苎麻根
跌仆伤胎证	妊娠外伤，腰酸，腹胀坠，或阴道下血，舌象正常，脉滑无力	跌仆闪挫或劳力过度，损伤冲任，气血失和，以致伤动胎气	补气和血，安胎	圣愈汤合寿胎丸
癥瘕伤胎证	宿有癥瘕，孕后阴道不时少量下血，色红或暗红，胸腹胀满，少腹拘急，甚则腰酸下坠，皮肤粗糙，口干不欲饮，舌暗红或边尖有瘀斑，苔白，脉沉弦或沉涩	宿有癥瘕，瘀阻胞脉，孕后冲任气血失调，血不归经，胎失摄养	祛瘀消癥，固冲安胎	桂枝茯苓丸合寿胎丸

考点 42 ★★ 不孕症

1. 诊断依据

（1）病史 有月经初潮来迟及月经过少、月经后期、闭经、卵巢早衰、带下病、宫颈炎、盆腔炎、子宫肌瘤、多囊卵巢综合征、子宫内膜异位症、产后出血等妇产科疾病史；反复人流、刮宫等宫腔手术史；结核病、甲状腺疾病等内科病史；使用避孕药史及减肥史等。

（2）症状 女子结婚后夫妇有正常性生活一年以上，

未采取避孕措施而不孕。可伴有体格及发育不良、畸形、形体消瘦或肥胖，多毛，溢乳，绝经前后诸证，或结核病症状等。

（3）检查

1）妇科检查：可有内外生殖器先天发育不良，阴道分泌物及宫颈黏液异常，宫颈炎，子宫体小、畸形，双附件包块、粘连，同时可伴有第二性征发育不良。

2）实验室检查：性激素系列（FSH、LH、PRL、E_2、P）测定值可有异常降低或升高，对于评价卵巢功能及有无排卵具有重要指导意义。

2. 病证鉴别　与暗产鉴别。暗产是指早早孕期，胚胎初结而自然流产者。此时孕妇尚未有明显的妊娠反应，一般不易觉察而误认为不孕。通过基础体温监测、早孕试验及病理学检查可明确。

3. 辨证论治

证型	证候	证机概要	治法	方药
肾气虚证	婚久不孕，月经不调或停闭，经量或多或少，色暗；头晕耳鸣，腰膝酸软，精神疲倦，小便清长，舌淡，苔薄，脉沉细	先天或后天肾气不充，冲任虚衰，不能摄精成孕	补肾益气，温养冲任	毓麟珠
肾阳虚证	婚后不孕，月经后期，量少色淡，或月经稀发、闭经，面色晦暗，腰膝酸软，性欲淡漠，小便清长，大便不实，舌淡苔白，脉沉细或沉弱	肾阳虚衰，不能温煦胞宫，胞宫虚冷，不能摄精成孕	温肾补气养血，调补冲任	温胞饮或右归丸

续表

证型	证候	证机概要	治法	方药
肾阴虚证	婚后不孕，月经先期，量少色红，无血块，或月经尚正常，但形体消瘦，腰膝酸软，头晕眼花，心悸失眠，口干，五心烦热，午后低热，舌质偏红，苔少，脉细弱	肾阴亏虚，精血不足，冲任脉虚，胞脉失养，不能成孕	滋阴养血，调冲益精	养精种玉汤加女贞子、旱莲草
肝气郁结证	多年不孕，经期先后不定，经来腹痛，行而不畅，量少色暗，有小血块，经前乳房胀痛，精神抑郁，烦躁易怒，舌质正常或暗红，苔薄白，脉弦	肝失条达，气血失调，冲任不能相资，发为不孕	疏肝解郁，理血调经	开郁种玉汤加减
痰湿内阻证	婚后久不受孕，形体肥胖，经行延后，甚或闭经，带下量多，质黏稠，面色㿠白，头晕心悸，胸闷泛恶，苔白腻，脉滑	脾虚不运，痰湿内生，气机不畅，胞脉受阻，不能摄精成孕	燥湿化痰，理气调经	苍附导痰丸加减
瘀滞胞宫证	婚后久不孕，月经后期量少，色紫暗，有血块，或痛经，平时少腹作痛，痛时拒按，舌质紫暗或边有紫点，脉细弦	瘀血内停，阻滞冲任胞宫，两精不能结合以致不孕	逐瘀荡胞，调经助孕	少腹逐瘀汤加减

考点43 ★★★ 肺炎喘嗽

1. 诊断依据

（1）起病急，有发热、咳嗽、气喘、鼻扇、痰鸣等症。

（2）肺部听诊可闻及中、细湿啰音。

（3）新生儿患肺炎时，常以不乳、精神萎靡、口吐白沫等症状为主，而无上述典型表现。

（4）X线胸片可见小片状、斑片状阴影，或见不均匀的大片状阴影。

（5）血常规检查：细菌性肺炎，白细胞总数可升高，中性粒细胞增多，C反应蛋白增高。病毒性肺炎，白细胞总数正常或偏低。

（6）细菌培养、病毒学检查、肺炎支原体检测等，可获得相应的病原学诊断。

2. 病证鉴别

（1）咳嗽变异型哮喘　以咳嗽为主症，咳嗽持续1个月以上，常在夜间和（或）清晨及运动后发作或加重，以干咳为主，肺部听诊无啰音，抗生素治疗无效。

（2）儿童哮喘　呈反复发作的咳嗽喘息，胸闷气短，喉间痰鸣，发作时双肺可闻及以呼气相为主的哮鸣音，呼气延长，支气管舒张剂有显著疗效。

3. 辨证论治

证型	证候	证机概要	治法	方药
风寒闭肺证	恶寒发热，无汗，鼻塞流清涕，咳嗽气促，痰稀色白，舌淡红，苔薄白，脉浮紧，指纹浮红	风寒之邪闭阻肺气，肺气失宣	辛温宣肺，化痰止咳	华盖散加味
风热闭肺证	发热恶风，鼻塞流浊涕，咳嗽气促，痰稠色黄，咽红，舌质红，苔薄黄，脉浮数，指纹浮紫	风热之邪闭阻肺气，肺气失宣	辛凉宣肺，化痰止咳	麻杏石甘汤加减

续表

证型	证候	证机概要	治法	方药
痰热闭肺证	壮热烦躁，咳嗽喘憋，气促鼻扇，喉间痰鸣，痰稠色黄，口唇发绀，咽红肿，舌质红，苔黄，脉滑数，指纹紫滞、显于气关	肺失清肃，闭郁不宣，化热炼津，炼液成痰，阻于气道	清热涤痰，开肺定喘	麻杏石甘汤合葶苈大枣泻肺汤加减
毒热闭肺证	壮热不退，咳嗽剧烈，气急喘憋，鼻翼扇动，鼻孔干燥，面赤唇红，烦躁口渴，或嗜睡，便秘，小便黄少，舌红少津，苔黄燥，脉滑数，指纹紫滞	毒热之邪内闭肺气	清热解毒，泻肺开闭	黄连解毒汤合麻杏石甘汤加减
阴虚肺热证	病程较长，低热盗汗，干咳少痰，面色潮红，手足心热，口干便秘，舌质红，苔少或花剥，脉细数，指纹淡紫	病程迁延，阴津耗伤，肺热减而未清	养阴清肺，润肺止咳	沙参麦冬汤加减
肺脾气虚证	久咳，咳痰无力，痰多，面白少华，神疲乏力，动则汗出，易感冒，纳呆便溏，舌质淡红，苔薄白，脉细无力，指纹淡红	病情迁延难愈，日久耗气而致肺脾气虚	补肺益气，健脾化痰	人参五味子汤加减

考点44 ★★★　小儿泄泻

1.诊断依据

（1）有乳食不节、饮食不洁及感受时邪的病史。

（2）大便次数增多，粪质稀薄。

（3）重症泄泻，可见小便短少，高热烦渴，神萎倦急,皮肤干瘪,囟门凹陷,目眶下陷,啼哭无泪,口唇樱红,呼吸深长,腹胀等症。

(4)大便镜检可有脂肪球或少量白细胞、红细胞。

(5)大便病原学检查可有轮状病毒阳性,或致病性大肠肝菌等细菌培养阳性。

2. 病证鉴别 痢疾(细菌性痢疾):大便为黏液脓血便,腹痛,里急后重;大便常规检查有脓细胞、红细胞和吞噬细胞,大便培养有痢疾杆菌生长。

3. 辨证论治

证型	证候	证机概要	治法	方药
风寒泻证	大便清稀,夹有泡沫,臭气不甚,肠鸣腹痛,或伴恶寒发热,鼻流清涕,舌质淡,苔薄白,脉浮紧,指纹淡红	风寒袭表,寒湿内盛,脾失健运,清浊不分	疏风散寒,化湿和中	藿香正气散加减
湿热泻证	大便水样,泻下急迫,量多次频,气味秽臭,或见少许黏液,肛周红赤,发热,烦躁口渴,恶心呕吐,小便短黄,舌质红,苔黄腻,脉滑数,指纹紫	湿热壅滞,损伤脾胃,传化失常	清肠解热,化湿止泻	葛根黄芩黄连汤加味
伤食泻证	大便稀溏,夹有乳凝块或未消化食物残渣,大便酸臭或如败卵,脘腹胀满,腹痛欲泻,泻后痛减,嗳气酸馊,或有呕吐,不思乳食,夜卧不安,舌苔厚腻,脉滑数,指纹滞	饮食失节,损伤脾胃,运化失职,清浊不分	运脾和胃,消食化滞	保和丸加减

续表

证型	证候	证机概要	治法	方药
脾虚泻证	大便稀溏，色淡不臭，多于食后作泻，时轻时重，面色萎黄，食欲不振，神疲倦怠，舌淡苔白，脉细弱，指纹淡	脾虚失运，清浊不分	健脾益气，助运止泻	参苓白术散加减
脾肾阳虚泻证	久泻不愈，大便清稀，澄澈清冷，完谷不化，或伴脱肛，形寒肢冷，面白无华，精神萎靡，舌淡苔白，脉细弱，指纹色淡	命门火衰，脾失温煦，阴寒内盛，水谷不化，清浊不分	温补脾肾，固涩止泻	附子理中汤合四神丸加减

考点45 ★★ 积滞（2020年新增考点）

1. 诊断依据

（1）有伤乳、伤食史。

（2）以不思乳食，食而不化，脘腹胀满，嗳气酸腐，大便不调为特征。

（3）可伴有烦躁不安、夜间哭闹或呕吐等症。

（4）大便常规可见不消化食物残渣、脂肪滴。

2. 病证鉴别

（1）厌食　以长期食欲不振为主要特征，除不思乳食外，精神尚好，无脘腹胀满、嗳气酸腐等症。

（2）疳证　以形体消瘦为主要特征，同时伴有明显的脾胃症状和精神症状。

3. 辨证论治

证型	证候	证机概要	治法	方药
乳食内积证	不思乳食，嗳腐酸馊，或呕吐食物、乳片，脘腹胀满，疼痛拒按，烦躁哭闹，夜寐不安，大便酸臭，舌质红，苔厚，脉弦滑，指纹紫滞	乳食不节，致脾胃运化失常，乳食不消，停聚中脘	消乳化食，和中导滞	乳食积滞，消乳丸。食积者，保和丸加减
脾虚夹积证	不思乳食，稍食即饱，腹满喜按或喜伏卧，大便酸臭或夹有不消化食物残渣，面黄神疲，形体偏瘦，舌质淡，苔白，脉细弱，指纹滞	脾胃虚弱，乳食增加或喂养失宜，致食而不化	健脾助运，消食化滞	健脾丸加减

考点46 ★★ 鹅口疮（2020年新增考点）

1. 诊断依据

（1）多见于新生儿、久病体弱儿，或有长期使用抗生素、激素及免疫抑制剂史。

（2）舌上、颊内、牙龈或上唇、上腭散布白屑，可融合成片。重者可向咽喉等处蔓延，影响吮乳或呼吸。

（3）取白屑少许涂片镜检，可见白色念珠菌芽孢及菌丝。

2. 病证鉴别

（1）口疮 口舌黏膜上出现黄白色溃疡，周围红赤，不能拭去，拭去后出血，局部灼热疼痛。

（2）白喉 白喉是由白喉杆菌引起的急性传染病。咽、扁桃体，甚则鼻腔、喉部可见灰白色的假膜，坚韧，不易擦去,若强力剥离则易出血;多伴有发热、咽痛、进行性喉梗阻、呼吸困难、疲乏等全身症状,病情严重。

(3)残留奶块 外观与鹅口疮相似,但以棉棒蘸温开水轻轻擦拭,即可除去,其下黏膜正常,易于鉴别。

3. 辨证论治

证型	证候	证机概要	治法	方药
心脾积热证	口腔舌面满布白屑,周围焮红较甚,面赤,唇红,烦躁不宁,吮乳多啼,口干或渴,或伴发热,大便干结,小便黄赤,舌质红,苔黄厚,脉滑数,指纹紫滞	热毒蕴积心脾,火热循经上攻,熏灼口舌,生鹅口疮	清心泻脾	清热泻脾散加减
虚火上浮证	口腔舌上白屑稀散,周围焮红不甚,形体怯弱,颧红盗汗,手足心热,可伴低热,虚烦不安,舌质嫩红苔少,脉细数,指纹淡紫	阴津耗伤,阴虚阳亢,水不制火,虚火上浮,熏蒸口舌而散布白屑	滋阴降火	知柏地黄丸加减

考点 47 ★★★ 水痘

1. 诊断依据

(1)多在冬春季节发病,患儿有水痘接触史。

(2)出疹前期,可有发热、流涕、咳嗽等肺卫表证。发热 1～2 天透发皮疹,于头、面、发际及全身其他部位出现红色斑丘疹,以躯干部较多,四肢部位较少,皮疹初为红色斑丘疹,很快变为疱疹,大小不等,内含水液,周围红晕,皮薄易破,有痒感,继而干燥结痂,然后痂盖脱落,不留瘢痕。

(3)皮疹分批出现,此起彼落,在同一时期,丘疹、疱疹、干痂往往同时并见。皮疹呈向心性分布,主要位于躯干,其次为头面部,四肢远端较少。口腔、咽颊部、眼结膜、外阴黏膜亦可见皮疹,且疱疹易破,形成溃疡。

(4)血常规检查白细胞总数正常或偏高,淋巴细胞相对增多。新鲜疱疹基底物检查,若见多核巨细胞和核内包涵体,可协助诊断。

2. 病证鉴别

(1)脓疱疮 好发于炎热夏季,一般无发热等全身症状,皮疹多见于头面部及肢体暴露部位,病初为疱疹,很快成为脓疱,疱液混浊,经搔抓脓液流溢蔓延而传播。

(2)手足口病 由感受手足口病时邪所致,多发生于夏秋季节,以5岁以下小儿多见,口腔黏膜出现散在疱疹,手、足和臀部出现斑丘疹、疱疹,呈离心性分布。

3. 辨证论治

证型	证候	证机概要	治法	方药
邪伤肺卫证	发热轻微,或不热,鼻塞流涕,咳嗽,起病后1~2天出皮疹,疹色红润,疱浆清亮,根盘红晕,皮疹瘙痒,分布稀疏,此起彼伏,以躯干为多,舌苔薄白,脉浮数或指纹淡紫	水痘时邪从口鼻而入,蕴郁于肺,宣肃失司	疏风清热,利湿解毒	银翘散加减

续表

证型	证候	证机概要	治法	方药
邪炽气营证	壮热不退，烦躁不安，口渴欲饮，面红目赤，皮疹分布较密，疹色紫暗，疱浆混浊，大便干结，小便短黄，舌红或绛，苔黄糙而干，脉数有力	邪毒炽盛，毒热内传气营	清气凉营，解毒化湿	清胃解毒汤加减

考点48 ★★　手足口病（2020年新增考点）

1. 诊断依据

（1）发病前1～2周有手足口病接触史。

（2）多数患儿突然起病，于发病前1～2天或发病的同时出现发热，多在38℃左右，可伴头痛、咳嗽、流涕、口痛、纳差、恶心、呕吐、泄泻等症状。一般体温越高，病程越长，则病情越重。

（3）主要表现为口腔及手足部发生疱疹。口腔疱疹多发生在硬腭、颊部、齿龈、唇内及舌部，破溃后形成小的溃疡，疼痛较剧，年幼儿常表现烦躁、哭闹、流涎、拒食等。1～2天后可见皮肤斑丘疹，呈离心性分布，以手足部多见，并很快变为疱疹，疱疹呈圆形或椭圆形扁平凸起，如米粒至豌豆大，质地较硬，多不破溃，内有混浊液体，周围绕以红晕。疱疹长轴与指、趾皮纹走向一致。少数患儿臂、腿、臀等部位也可出现，但躯干及颜面部极少。疱疹一般7～10天消退，疹退后无瘢痕及色素沉着。

（4）血常规检查：血白细胞计数正常，淋巴细胞和单核细胞比值相对增高。

2. 病证鉴别

（1）水痘　疱疹较手足口病稍大，呈向心性分布，躯干、头面多,四肢少,疱壁薄,易破溃结痂,疱疹多呈椭圆形,其长轴与躯体的纵轴垂直,且在同一时期、同一皮损区斑丘疹、疱疹、结痂并见。

(2)疱疹性咽峡炎 多见于5岁以下小儿,起病较急,常突发高热、流涎、口腔疼痛甚或拒食,体检可见软腭、悬雍垂、舌腭弓、扁桃体、咽后壁等口腔后部出现灰白色小疱疹,1~2天内疱疹破溃形成溃疡,颌下淋巴结可肿大,但很少累及颊黏膜、舌、龈以及口腔以外部位皮肤,可资鉴别。

3. 辨证论治

证型	证候	证机概要	治法	方药
邪犯肺脾证	发热轻微,或无发热,或流涕咳嗽、纳差恶心、呕吐泄泻,1~2天后或同时出现口腔内疱疹,破溃后形成小的溃疡,疼痛流涎,不欲进食。随病情进展,手掌、足跖部出现米粒至豌豆大斑丘疹,并迅速转为疱疹,分布稀疏,疹色红润,根盘红晕不著,疱液清亮,舌质红,苔薄黄腻,脉浮数	时邪疫毒由口鼻而入,初犯肺脾,气化失司,水湿内停,与毒相搏,外透肌表,发为疱疹	宣肺解表,清热化湿	甘露消毒丹加减

续表

证型	证候	证机概要	治法	方药
湿热蒸盛证	身热持续,烦躁口渴,小便黄赤,大便秘结,手、足、口部及四肢、臀部疱疹,痛痒剧烈,甚或拒食,疱疹色泽紫暗,分布稠密,或成簇出现,根盘红晕显著,疱液混浊,舌质红绛,苔黄厚腻或黄燥,脉滑数	感邪较重,毒热内盛,湿热相搏	清热凉营,解毒祛湿	清瘟败毒饮

考点49 ★★★ 麻疹（2020年新增考点）

1. 诊断依据

（1）易感儿在流行季节发病,近期有麻疹接触史。

（2）初期发热,流涕,咳嗽,两目畏光多泪,口腔两颊黏膜近臼齿处可见麻疹黏膜斑。

（3）典型皮疹自耳后发际及颈部开始,自上而下,蔓延全身,最后达于手足心。皮疹为玫瑰色斑丘疹,可散在分布,或不同程度融合。疹退后有糠麸样脱屑和棕褐色色素沉着。

（4）实验室检查：血常规检查,白细胞总数正常或降低；鼻、咽、眼分泌物涂片,可见多核巨细胞；应用荧光标记的特异抗体检测患儿鼻咽分泌物或尿沉渣涂片的麻疹病毒抗原,有助于早期诊断；非典型麻疹可在发病后1个月进行血清学检查,血清抗体超过发病前4倍或抗体＞1∶100时可确诊。

2. 病证鉴别

（1）感冒　一般无明显目赤胞肿、畏光羞明、眼泪汪汪等眼部症状,无麻疹黏膜斑。

(2)风疹 发热1天左右,皮肤出现淡红色斑丘疹,可伴耳后枕部淋巴结肿大;皮疹初见于头面部,迅速向下蔓延,1天内布满躯干和四肢;出疹2～3天后,发热渐退,皮疹逐渐隐没,皮疹消退后,可有皮肤脱屑,但无色素沉着,无畏光、泪水汪汪和麻疹黏膜斑。

(3)奶麻 多见于2岁以下婴幼儿,突然高热,持续3～5天,身热始退或热退稍后即出现玫瑰红色皮疹,以躯干、腰部、臀部为主,面部及肘、膝关节等处较少;全身症状轻微,皮疹出现1～2天后即消退,疹退后无脱屑及色素沉着斑。

(4)丹痧 多见于3～15岁儿童,起病急骤,发热数小时到1天内皮肤猩红,伴细小红色丘疹,自颈、胸、腋下、腹股沟处开始,2～3天遍布全身;在出疹时可伴见口周苍白圈、皮肤线状疹、草莓舌等典型症状。

3. 辨证论治

证型	证候	证机概要	治法	方药
顺证 邪犯肺卫证（初热期）	发热咳嗽,微恶风寒,喷嚏流涕,咽喉肿痛,两目红赤,泪水汪汪,畏光羞明,神烦哭闹,纳减口干,小便短少,大便不调。发热第2～3天,口腔两颊黏膜红赤,贴近白齿处可见麻疹黏膜斑,周围红晕。舌质偏红,苔薄白或薄黄,脉浮数	麻疹时邪由口鼻而入,邪郁肺卫,宣发失司	辛凉透表,清宣肺卫	宣毒发表汤加减

119

续表

证型		证候	证机概要	治法	方药
顺证	邪入肺胃证（出疹期）	壮热持续，起伏如潮，肤有微汗，烦躁不安，目赤眵多，咳嗽阵作，皮疹布发，疹点由细小稀少而逐渐稠密，疹色先红后暗，皮疹凸起，触之碍手，压之退色，大便干结，小便短少，舌质红赤，苔黄腻，脉数有力	麻毒入于气分，正气与毒邪抗争，祛邪外泄，皮疹透发	清凉解毒，透疹达邪	清解透表汤加减
	阴津耗伤证（收没期）	麻疹出齐，发热渐退，咳嗽减轻，胃纳增加，皮疹依起发顺序渐回，皮肤可见糠麸样脱屑，并有色素沉着，舌红少津，苔薄净，脉细无力或细数	邪随疹泄，麻疹逐渐收没，热去津亏，肺胃阴伤	养阴益气，清解余邪	沙参麦冬汤加减
逆证	邪毒闭肺证	高热烦躁，咳嗽气促，鼻翼扇动，喉间痰鸣，疹点紫暗或隐没，甚则面色青灰，口唇紫绀，舌质红，苔黄腻，脉数	麻毒内归或他邪袭肺，灼津炼液为痰，痰热壅盛，肺气郁闭	宣肺开闭，清热解毒	麻杏石甘汤加减

续表

证型		证候	证机概要	治法	方药
逆证	邪毒攻喉证	咽喉肿痛，声音嘶哑，咳声重浊，声如犬吠，喉间痰鸣，甚则吸气困难，胸高胁陷，面唇紫绀，烦躁不安，舌质红，苔黄腻，脉滑数	麻毒壅盛，上攻咽喉	清热解毒，利咽消肿	清咽下痰汤加减
	邪陷心肝证	高热不退，烦躁谵语，皮肤疹点密集成片，色泽紫暗，甚则神昏、抽搐，舌质红绛起刺，苔黄糙，脉数	热毒炽盛，内陷厥阴，蒙蔽心包，引动肝风	平肝息风，清营解毒	羚角钩藤汤加减

考点 50 ★★　丹痧（2020 年新增考点）

1. 诊断依据

（1）有与猩红热病人接触史。

（2）起病急，突然高热，咽部红肿疼痛，并可化脓。

（3）在起病 12～36 小时内开始出现皮疹，先于颈、胸、背及腋下、肘弯等处，迅速蔓延全身，其色鲜红细小，并见环口苍白圈和草莓舌。

（4）皮疹出齐后 1～2 天，身热、皮疹渐退，伴脱屑或脱皮。

（5）实验室检查：周围血象白细胞总数及中性粒细胞增高，咽拭子细菌培养可分离出 A 族乙型溶血性链球菌。

2. 病证鉴别

（1）金黄色葡萄球菌感染　金黄色葡萄球菌可产生红疹毒素，引起猩红热样皮疹；其皮疹比猩红热皮疹消退快,而且退疹后无脱皮现象,皮疹消退后全身症状不减轻;咽拭子、血培养可见金黄色葡萄球菌。

(2)皮肤黏膜淋巴结综合征(川崎病) 川崎病也有草莓舌、猩红热样皮疹或多形性红斑皮疹,两者不同点是川崎病婴儿多见持续高热1～3周,表现为眼结膜充血,唇红皲裂,手足出现硬性水肿,掌、跖及指趾端潮红,持续10天左右退,于甲床皮肤交界处出现特征性指、趾端薄片状或膜状脱皮。有时可引起冠状动脉病变。青霉素治疗无效。

3. 辨证论治

证型	证候	证机概要	治法	方药
邪侵肺卫证	发热骤起,头痛畏寒,肌肤无汗,咽喉红肿疼痛,常影响吞咽,皮肤潮红,痧疹隐隐,舌质红,苔薄白或薄黄,脉浮数有力	痧毒犯肺,邪郁肌表,正邪相争	辛凉宣透,清热利咽	解肌透痧汤加减
毒炽气营证	壮热不解,烦躁口渴,咽喉肿痛,伴有糜烂白腐,皮疹密布,色红如丹,甚则色紫如瘀点。疹由颈、胸开始,继而弥漫全身,压之退色,见疹后的1～2天舌苔黄糙,舌质起红刺,3～4天后舌苔剥脱,舌面光红起刺,状如草莓,脉数有力	邪毒入里,肺胃热邪蒸腾,上熏咽喉,热毒灼伤肌膜,循经外窜肌表	清气凉营,泻火解毒	凉营清气汤加减

续表

证型	证候	证机概要	治法	方药
疹后阴伤证	丹痧布齐后1~2天，身热渐退，咽部糜烂疼痛减轻，或见低热，唇干口燥，或伴有干咳，食欲不振，舌红少津，苔剥脱，脉细数。约2周后可见皮肤脱屑、脱皮	前期热耗阴津，此期邪毒虽去，余留阴津耗伤	养阴生津，清热润喉	沙参麦冬汤加减

考点51 ★★ 紫癜（2020年新增考点）

1.诊断依据

（1）过敏性紫癜 发病前可有上呼吸道感染或服食某些致敏食物、药物等诱因。紫癜多见于下肢伸侧及臀部、关节周围，为高出皮肤的鲜红色至深红色丘疹、红斑或荨麻疹，大小不一，多呈对称性，分批出现，压之不退色。可伴有腹痛、呕吐、血便等消化道症状，游走性大关节肿痛及血尿、蛋白尿等。血小板计数，出血、凝血时间，血块收缩时间均正常。应注意定期检查尿常规，可有镜下血尿、蛋白尿。

（2）免疫性血小板减少症 皮肤、黏膜见瘀点、瘀斑。瘀点多为针尖样大小，一般不高出皮面，多不对称，可遍及全身，但以四肢及头面部多见。可伴见鼻衄、齿衄、尿血、便血等，严重者可并发颅内出血。血小板计数显著减少，急性型一般低于$20 \times 10^9/L$，慢性型一般在$(30\sim80) \times 10^9/L$。出血时间延长，血块收缩不良，束臂试验阳性。

2.病证鉴别 急腹症：紫癜患者出现严重腹痛者，应警惕合并急腹症的可能。同时儿童期出现急性腹痛者，应注意排除过敏性紫癜的可能，注意仔细寻找皮肤紫癜，了解腹部情况，必要时考虑胃肠镜检查。

3. 辨证论治

证型	证候	证机概要	治法	方药
风热伤络证	起病较急，全身皮肤紫癜散发，尤以下肢及臀部居多，呈对称分布，色泽鲜红，大小不一，或伴痒感，可有发热、腹痛、关节肿痛、尿血等，舌质红，苔薄黄，脉浮数	风热之邪与气血相搏，热伤血络，迫血妄行，溢于脉外，渗于皮下	疏风清热，凉血安络	银翘散加减
血热妄行证	起病较急，皮肤出现瘀点瘀斑，色泽鲜红，或伴鼻衄、齿衄、便血、尿血，血色鲜红或紫红，同时见心烦、口渴、便秘，或伴腹痛，或有发热，舌红，脉数有力	热伤血络，迫血妄行，邪重伤其阴络、肠络	清热解毒，凉血止血	犀角地黄汤加减
气不摄血证	起病缓慢，病程迁延，紫癜反复出现，瘀点、瘀斑颜色淡紫，常有鼻衄、齿衄，面色苍黄，神疲乏力，食欲不振，头晕心慌，舌淡苔薄，脉细无力	先天不足，或疾病迁延，气虚统摄无权，气不摄血，血液不循常道而溢于脉外	健脾养心，益气摄血	归脾汤加减

续表

证型	证候	证机概要	治法	方药
阴虚火旺证	紫癜时发时止,鼻衄齿衄,血色鲜红,低热盗汗,心烦少寐,大便干燥,小便黄赤,舌光红,苔少,脉细数	先天不足,或疾病迁延,气虚阴伤,阴虚火旺,血随火动,渗于脉外,反复发作	滋阴降火,凉血止血	知柏地黄丸加减

第二站 ▶ 中医相关模块

第二站 中医相关模块

中医相关模块（考试项目设置与有关内容）分值表

具有规定学历人员（中医执业、助理）				师承或确有专长人员（中医执业、助理）			
考试内容	考试分数	考试方法	考试时间	考试内容	考试分数	考试方法	考试时间
中医操作	10	实际操作	20分钟	中医操作	10	实际操作	20分钟
中医操作	10			中医操作	10		
病史采集	10	现场口述		病史采集	10	现场口述	
中医临床答辩	5			中医临床答辩	5		

【操作部分得分要点和答题技巧】

涉及第二站中医操作以及第三站体格检查、西医操作的考试内容，后续不再赘述。

1. 边操作边讲 边操作边讲操作要点，一般这样得分相对较高。

2. 考官提问 操作结束后会有考官提问。根据历年考试题目来看，一般比较小的检查项目，不经常出现在操作考题中，而是出现在考官提问中。

3. 常犯错误 看清题目要求，涉及视诊的检查一定要口述及汇报检查结果。

4. 注意体现医师职业素养 技能考试很重要的一个方面就是考察考生的医德医风、沟通能力及人文关怀。因此，不要忽视这方面的细节。比如体检前能向被检者告知并取得信任和理解；相关操作前，注意门窗及屏风的设置，请无关人员回避，尊重患者隐私；与被检者沟通时态度和蔼，体检中动作轻柔，能体现爱护被检者的意识；体检结束后能告知，有体现关爱被检者的动作（1分）。

此外，考生应着装（工作服）整洁，仪表举止大方，语言文明，体检认真细致，表现出良好职业素质。

考试模块一　中医操作

1. 针灸穴位体表定位。
2. 针灸、拔罐、推拿等临床技术操作。
3. 中医望、闻、切诊技术的操作。

本类考题每份试卷 2 道，每题分值为 10 分，共 20 分。

一、针灸穴位体表定位

【试题内容】

要求掌握 90 个穴位的定位、主治病证、刺灸方法，一般要求同性别考生互相操作，也有的考区要求在模拟人上找到相应的穴位。

【典型样题】

列缺、手三里、少商定位。

【参考答案】（10 分）

列缺定位：在前臂，腕掌侧远端横纹上 1.5 寸，拇短伸肌腱与拇长展肌腱之间，拇长展肌腱沟的凹陷中。简便取穴法：两手虎口自然平直交叉，一手食指按在另一手桡骨茎突上，指尖下凹陷中是穴。

手三里定位：在前臂，肘横纹下 2 寸处，阳溪穴与曲池穴连线上。

少商定位：在手指，拇指末节桡侧，指甲根角侧上方0.1寸（指寸）。

考点1★★★　尺泽（合穴）

定位：在肘区，肘横纹上，肱二头肌腱桡侧缘凹陷中。

操作：直刺0.8～1.2寸，或点刺出血。

考点2★★★　孔最（郄穴）

定位：在前臂前区，腕掌侧远端横纹上7寸，尺泽与太渊连线上。

操作：直刺0.5～1寸。

考点3★★★　列缺（络穴，八脉交会穴，通任脉）

定位：在前臂，腕掌侧远端横纹上1.5寸，拇短伸肌腱与拇长展肌腱之间，拇长展肌腱沟的凹陷中。简便取穴法：两手虎口自然平直交叉，一手食指按在另一手桡骨茎突上，指尖下凹陷中是穴。

操作：向肘部斜刺0.5～0.8寸。

考点4★★★　鱼际（荥穴）

定位：在手外侧，第1掌骨桡侧中点赤白肉际处。

操作：直刺0.5～0.8寸。

考点5★★　少商（井穴）

定位：在手指，拇指末节桡侧，指甲根角侧上方0.1寸（指寸）。

操作：浅刺0.1寸，或点刺出血。

考点 6 ★★★ 商阳（井穴）

定位：在手指，食指末节桡侧，指甲根角侧上方 0.1 寸。

操作：浅刺 0.1 寸，或点刺出血。

考点 7 ★★★ 合谷（原穴）

定位：在手背，第 2 掌骨桡侧的中点处。

操作：直刺 0.5～1 寸，孕妇不宜针灸。

考点 8 ★★★ 手三里

定位：在前臂，肘横纹下 2 寸，阳溪穴与曲池穴连线上。

操作：直刺 0.8～1.2 寸。

考点 9 ★★★ 曲池（合穴）

定位：在肘区，尺泽与肱骨外上髁连线中点凹陷处。

操作：直刺 1～1.5 寸。

考点 10 ★★ 肩髃（手阳明经与阳跷脉的交会穴）

定位：在三角肌区，肩峰外侧缘前端与肱骨大结节两骨间凹陷中。

操作：直刺或向下斜刺 0.8～1.5 寸。

考点 11 ★★★ 迎香

定位：在面部，鼻翼外缘中点旁，鼻唇沟中。

操作：略向内上方斜刺或平刺 0.3～0.5 寸。

考点 12 ★★ 地仓（手足阳明经与任脉的交会穴）

定位：在面部，口角旁约 0.4 寸（指寸）。

操作：斜刺或平刺 0.3～0.8 寸，可向颊车穴透刺。

考点 13 ★★★ 下关

定位：在面部，颧弓下缘中央与下颌切迹之间凹陷中。

操作：直刺 0.5～1 寸。

考点 14 ★★★ 头维（足阳明经与足少阳经和阳维脉的交会穴）

定位：在头部，额角发际直上 0.5 寸，头正中线旁开 4.5 寸。

操作：平刺 0.5～1 寸。

考点 15 ★★★ 天枢（大肠募穴）

定位：在腹部，横平脐中，前正中线旁开 2 寸。

操作：直刺 1～1.5 寸。

考点 16 ★★ 梁丘（郄穴）

定位：在股前区，髌底上 2 寸，股外侧肌与股直肌腱之间。

操作：直刺 1～1.2 寸。

考点 17 ★★★ 犊鼻

定位：在膝前区，髌韧带外侧凹陷中。

操作：向后内斜刺 0.5～1 寸。

考点 18 ★★★ 足三里（合穴，胃之下合穴）

定位：在小腿外侧，犊鼻下 3 寸，犊鼻与解溪连线上。

操作：直刺 1～2 寸。

考点 19 ★★ 上巨虚（大肠下合穴）

定位：在小腿外侧，犊鼻下 6 寸，犊鼻与解溪连线上。

操作：直刺1～2寸。

考点20 ★★★　条口

定位：在小腿外侧，犊鼻下8寸，犊鼻与解溪连线上。

操作：直刺1～1.5寸。

考点21 ★★★　丰隆（络穴）

定位：在小腿外侧，外踝尖上8寸，胫骨前肌外缘。

操作：直刺1～1.5寸。

考点22 ★★★　内庭（荥穴）

定位：在足背，第2、3趾间，趾蹼缘后方赤白肉际处。

操作：直刺或斜刺0.5～0.8寸，可灸。

考点23 ★★★　公孙（络穴，八脉交会穴，通冲脉）

定位：在跖区，第1跖骨基底部的前下缘赤白肉际处。

操作：直刺0.6～1.2寸。

考点24 ★★★　三阴交（交会穴）

定位：在小腿内侧，内踝尖上3寸，胫骨内侧缘后际。

操作：直刺1～1.5寸，孕妇禁针。

考点25 ★★★　地机（郄穴）

定位：在小腿内侧，阴陵泉下3寸，胫骨内侧缘后际。

操作：直刺1～2寸。

考点 26 ★★★　阴陵泉（合穴）

定位：在小腿内侧，胫骨内侧髁下缘与胫骨内侧缘之间的凹陷中。

操作：直刺 1～2 寸。

考点 27 ★★★　血海

定位：在股前区，髌底内侧端上 2 寸，股内侧肌隆起处。简便取穴法：患者屈膝，医者以左手掌心按于患者右膝髌骨上缘（或者右手掌心按于患者左膝髌骨上缘），第 2～5 指向上伸直，拇指约呈 45°斜置，拇指尖下是穴。

操作：直刺 1～1.5 寸。

考点 28 ★★　大横　（足太阴脾经与阴维脉的交会穴）

定位：在腹部，脐中旁开 4 寸。

操作：直刺 1～2 寸。

考点 29 ★★★　通里（络穴）

定位：在前臂前区，腕掌侧远端横纹上 1 寸，尺侧腕屈肌腱的桡侧缘。

操作：直刺 0.5～1 寸。

考点 30 ★★★　神门（输穴，原穴）

定位：在腕前区，腕掌侧远端横纹尺侧端，尺侧腕屈肌腱的桡侧缘。

操作：直刺 0.3～0.5 寸。

考点 31 ★★　少府（荥穴）

定位：在手掌，横平第 5 掌指关节近端，第 4、5 掌骨之间。

操作：直刺 0.3～0.5 寸。

考点 32 ★★★　后溪（输穴，八脉交会穴，通督脉）

定位：在手内侧，第 5 掌指关节尺侧近端赤白肉际凹陷中。

操作：直刺 0.5～1 寸，治手指挛痛可透刺合谷穴。

考点 33 ★★　养老（郄穴）

定位：在前臂后区，腕背横纹上 1 寸，尺骨头桡侧凹陷中。

操作：直刺或斜刺 0.5～0.8 寸。

考点 34 ★★★　天宗

定位：在肩胛区，肩胛冈中点与肩胛骨下角连线的上 1/3 与下 2/3 交点凹陷中。

操作：直刺或斜刺 0.5～1 寸，遇到阻力不可强行进针。

考点 35 ★★★　听宫

定位：在面部，耳屏正中与下颌骨髁状突之间的凹陷中。

操作：张口，直刺 1～1.5 寸。

考点 36 ★★★　攒竹

定位：在面部，眉头凹陷中，额切迹处。

操作：可向眉中或向眼眶内缘平刺或斜刺 0.5～0.8 寸，或直刺 0.2～0.3 寸，禁灸。

考点 37 ★★★　天柱

定位：在颈后区，横平第 2 颈椎棘突上际，斜方肌外缘凹陷中。

操作：直刺或斜刺 0.5～0.8 寸，不可向内上方深刺，以免伤及延髓。

考点 38 ★★★　肺俞（肺之背俞穴）

定位：在脊柱区，第 3 胸椎棘突下，后正中线旁开 1.5 寸。

操作：斜刺 0.5～0.8 寸。热证宜点刺放血。

考点 39 ★★　膈俞（八会穴之血会）

定位：在脊柱区，第 7 胸椎棘突下，后正中线旁开 1.5 寸。

操作：斜刺 0.5～0.8 寸。

考点 40 ★★　胃俞（胃之背俞穴）

定位：在脊柱区，第 12 胸椎棘突下，后正中线旁开 1.5 寸。

操作：斜刺 0.5～0.8 寸。

考点 41 ★★　肾俞（肾之背俞穴）

定位：在脊柱区，第 2 腰椎棘突下，后正中线旁开 1.5 寸。

操作：直刺 0.5～1 寸。

考点 42 ★★　大肠俞（大肠之背俞穴）

定位：在脊柱区，第 4 腰椎棘突下，后正中线旁开 1.5 寸。

操作：直刺 0.8～1.2 寸。

考点 43 ★★★　次髎

定位：在骶区，正对第 2 骶后孔中。

操作：直刺 1～1.5 寸。

考点 44 ★★★　委中（合穴，膀胱之下合穴）

定位：在膝后区，腘横纹中点。

操作：直刺 1～1.5 寸，或用三棱针点刺腘静脉出血。针刺不宜过快、过强、过深，以免损伤血管和神经。

考点 45 ★★　膏肓

定位：在脊柱区，第 4 胸椎棘突下，后正中线旁开 3 寸。

操作：斜刺 0.5～0.8 寸，此穴多用灸法。

考点 46 ★★★　秩边

定位：在骶区，横平第 4 骶后孔，骶正中嵴旁开 3 寸。

操作：直刺 1.5～3 寸。

考点 47 ★★★　承山

定位：在小腿后区，腓肠肌两肌腹与肌腱交角处。

操作：直刺 1～2 寸，不宜做过强刺激，以免引起腓肠肌痉挛。

考点 48 ★★★　昆仑（经穴）

定位：在踝区，外踝尖与跟腱之间的凹陷中。

操作：直刺 0.5～0.8 寸，孕妇禁用，经期慎用。

考点 49 ★★★　申脉（八脉交会穴，通阳跷脉；足太阳经与阳跷脉的交会穴）

定位：在踝区，外踝尖直下，外踝下缘与跟骨之间凹陷中。

操作：直刺 0.3～0.5 寸。

考点 50 ★★★　至阴（井穴）

定位：在足趾，小趾末节外侧，趾甲根角侧后方 0.1 寸（指寸）。

操作：浅刺0.1寸，胎位不正用灸法。

考点51★★　涌泉（井穴）

定位：在足底，屈足卷趾时足心最凹陷中。

操作：直刺0.5～1寸，针刺时要防止刺伤足底动脉弓，临床常用灸法或药物贴敷。

考点52★★★　太溪（原穴，输穴）

定位：在踝区，内踝尖与跟腱之间的凹陷中。

操作：直刺0.5～0.8寸。

考点53★★★　照海（八脉交会穴，通阴跷脉）

定位：在踝区，内踝尖下1寸，内踝下缘边际凹陷中。

操作：直刺0.5～0.8寸。

考点54★★　复溜（经穴）

定位：在小腿内侧，内踝尖上2寸，跟腱的前缘。

操作：直刺0.5～1寸。

考点55★★　郄门（郄穴）

定位：在前臂前区，腕掌侧远端横纹上5寸，掌长肌腱与桡侧腕屈肌腱之间。

操作：直刺0.5～1寸。

考点56★★　内关（络穴，八脉交会穴，通阴维脉）

定位：在前臂前区，腕掌侧远端横纹上2寸，掌长肌腱与桡侧腕屈肌腱之间。

操作：直刺0.5～1寸。注意穴位深层有正中神经。

考点57★★★　大陵（输穴，原穴）

定位：在腕前区，腕掌侧远端横纹中，掌长肌腱与桡侧腕屈肌腱之间。

操作：直刺 0.3 ～ 0.5 寸。

考点 58 ★★　中冲（井穴）

定位：在手指，中指末端最高点。

操作：浅刺 0.1 寸，或点刺出血。为急救要穴之一。

考点 59 ★★　中渚（输穴）

定位：在手背，第 4、5 掌骨间，第 4 掌指关节近端凹陷中。

操作：直刺 0.3 ～ 0.5 寸。

考点 60 ★★★　外关（络穴，八脉交会穴，通阳维脉）

定位：在前臂后区，腕背侧远端横纹上 2 寸，尺骨与桡骨间隙中点。

操作：直刺 0.5 ～ 1 寸。

考点 61 ★★★　支沟（经穴）

定位：在前臂后区，腕背侧远端横纹上 3 寸，尺骨与桡骨间隙中点。

操作：直刺 0.8 ～ 1.2 寸。

考点 62 ★★★　翳风（手足少阳经脉的交会穴）

定位：在颈部，耳垂后方，乳突下端前方凹陷中。

操作：直刺 0.5 ～ 1 寸。

考点 63 ★★★　风池（足少阳经与阳维脉的交会穴）

定位：在颈后区，枕骨之下，胸锁乳突肌上端与斜方肌上端之间的凹陷中。

操作：向鼻尖方向斜刺 0.8 ～ 1.2 寸。

考点 64 ★★★　肩井（手足少阳经与阳维脉的交会穴）

定位：在肩胛区，第 7 颈椎棘突与肩峰最外侧点连线的中点。

操作：直刺 0.3～0.5 寸，切忌深刺、捣刺。孕妇禁用。

考点 65 ★★★　环跳（足少阳经与足太阴经的交会穴）

定位：在臀区，股骨大转子最凸点与骶管裂孔连线的外 1/3 与内 2/3 交点处。

操作：直刺 2～3 寸。

考点 66 ★★　阳陵泉（合穴，胆之下合穴，八会穴之筋会）

定位：在小腿外侧，腓骨头前下方凹陷中。

操作：直刺 1～1.5 寸。

考点 67 ★★★　悬钟（八会穴之髓会）

定位：在小腿外侧，外踝尖上 3 寸，腓骨前缘。

操作：直刺 0.5～0.8 寸。

考点 68 ★★　丘墟（原穴）

定位：在踝区，外踝的前下方，趾长伸肌腱的外侧凹陷中。

操作：直刺 0.5～0.8 寸。

考点 69 ★★★　太冲（输穴，原穴）

定位：在足背，第 1、2 跖骨间，跖骨底结合部前方凹陷中，或触及动脉搏动。

操作：直刺 0.5～1 寸。

考点 70 ★★　蠡沟（络穴）

定位：在小腿内侧，内踝尖上 5 寸，胫骨内侧面的中央。

操作:平刺 0.5~0.8 寸。

考点 71 ★★ 期门(肝之募穴,足厥阴经与足太阴经的交会穴)

定位:在胸部,第 6 肋间隙,前正中线旁开 4 寸。
操作:斜刺 0.5~0.8 寸。

考点 72 ★★ 腰阳关

定位:在脊柱区,第 4 腰椎棘突下凹陷中,后正中线上。
操作:向上斜刺 0.5~1 寸。

考点 73 ★★★ 命门

定位:在脊柱区,第 2 腰椎棘突下凹陷中,后正中线上。
操作:向上斜刺 0.5~1 寸。

考点 74 ★★★ 大椎(督脉与足三阳经的交会穴)

定位:在脊柱区,第 7 颈椎棘突下凹陷中,后正中线上。
操作:直刺 0.5~1 寸。

考点 75 ★★★ 百会(督脉与足太阳经的交会穴)

定位:在头部,前发际正中直上 5 寸。
操作:平刺 0.5~0.8 寸,升阳固脱多用灸法。

考点 76 ★★★ 神庭(督脉与足太阳经、足阳明经的交会穴)

定位:在头部,前发际正中直上 0.5 寸。
操作:平刺 0.5~0.8 寸。

考点 77 ★★★　水沟（督脉与手足阳明经的交会穴）

定位：在面部，人中沟的上 1/3 与中 1/3 交点处。

操作：向上斜刺 0.3～0.5 寸，强刺激，或指甲按掐。

考点 78 ★★　印堂

定位：在头部，两眉毛内侧端中间的凹陷中。

操作：平刺 0.3～0.5 寸，或三棱针点刺出血。

考点 79 ★★★　中极（膀胱之募穴，任脉与足三阴经的交会穴）

定位：在下腹部，脐中下 4 寸，前正中线上。

操作：直刺 1～1.5 寸，应在排尿后针刺，以免伤及深部膀胱，孕妇慎用。

考点 80 ★★★　关元（小肠之募穴，任脉与足三阴经的交会穴）

定位：在下腹部，脐中下 3 寸，前正中线上。

操作：直刺 1～1.5 寸，应在排尿后针刺，以免伤及深部膀胱，孕妇慎用。

考点 81 ★★★　气海

定位：在下腹部，脐中下 1.5 寸，前正中线上。

操作：直刺 1～1.5 寸，孕妇慎用。

考点 82 ★★★　中脘（胃之募穴，八会穴之腑会，任脉与手少阳经、手太阳经、足阳明经的交会穴）

定位：在上腹部，脐中上 4 寸，前正中线上。

操作：直刺 1～1.5 寸。

考点 83 ★★★　膻中（心包之募穴，八会穴之气会）

定位：在胸部，横平第 4 肋间隙，前正中线上。

操作：直刺 0.3～0.5 寸，或平刺。

考点 84 ★★ 天突（任脉与阴维脉的交会穴）

定位：在颈前区，胸骨上窝中央，前正中线上。

操作：先直刺 0.2 寸，然后将针尖转向下方，紧靠胸骨后方、气管前缘缓慢刺入 1～1.5 寸。必须严格掌握针刺的角度和深度，以防刺伤肺和有关动、静脉。

考点 85 ★★ 四神聪

定位：在头部，百会前后左右各旁开 1 寸，共 4 穴。

操作：平刺 0.5～0.8 寸。

考点 86 ★★ 太阳

定位：在头部，眉梢与目外眦之间，向后约一横指的凹陷中。

操作：直刺 0.3～0.5 寸，或点刺出血。

考点 87 ★★ 定喘

定位：在脊柱区，横平第 7 颈椎棘突下，后正中线旁开 0.5 寸。

操作：直刺 0.5～1 寸。

考点 88 ★ 夹脊

定位：在脊柱区，第 1 胸椎至第 5 腰椎棘突下两侧，后正中线旁开 0.5 寸，一侧 17 穴。

操作：直刺 0.5～1 寸，或用梅花针叩刺。

考点 89 ★ 腰痛点

定位：在手背，第 2、3 掌骨间及第 4、5 掌骨间，腕背侧远端横纹与掌指关节的中点处，一手 2 穴。

操作：直刺 0.3～0.5 寸。

考点90 ★★　十宣

定位：在手指，十指尖端，距指甲游离缘0.1寸（指寸），左右共10穴。

操作：直刺0.1～0.2寸，或点刺出血。

二、针灸临床技术操作

【试题内容】

要求实际演示毫针刺法、灸法、拔罐技术、推拿技术等中医操作技术。

【典型样题】

演示夹持进针法。

【参考答案】（10分）

操作要点：①消毒：腧穴皮肤、医生双手常规消毒。②持针：押手拇、食指持消毒干棉球捏住针身下段，以针尖端露出0.3～0.5cm为宜，刺手拇、食、中三指指腹夹持针柄，使针身垂直。③刺入：将针尖固定在腧穴皮肤表面，刺手捻转针柄，押手下压，双手配合，同时用力，迅速将针刺入腧穴皮下，本法适用于长针的进针。

（一）毫针法

考点1 ★★★　指切进针法

又称爪切进针法。操作要点：①消毒：腧穴皮肤、医生双手常规消毒。②押手固定穴区皮肤：押手拇指或食指指甲切掐固定腧穴处皮肤。③持针：刺手拇、食、中指三指指腹持针。④刺入：将针身紧贴押手指甲缘快速刺入。

本法适宜于短针的进针。

考点 2 ★★　舒张进针法
操作要点：①消毒：腧穴皮肤、医生双手常规消毒。②绷紧皮肤：以押手拇、食指或食、中指将腧穴处皮肤向两侧轻轻撑开，使之绷紧，两指间的距离要适当。③持针：刺手拇、食、中指三指指腹持针。④刺入：刺手持针，于押手两指间的腧穴处迅速刺入。适合于皮肤松弛部位的进针。

考点 3 ★★　夹持进针法
又称骈指进针法。操作要点：①消毒：腧穴皮肤、医生双手常规消毒。②持针：押手拇、食指持消毒干棉球捏住针身下段，以针尖端露出 0.3～0.5cm 为宜，刺手拇、食、中三指指腹夹持针柄，使针身垂直。③刺入：将针尖固定在腧穴皮肤表面，刺手捻转针柄，押手下压，双手配合，同时用力，迅速将针刺入腧穴皮下，本法适用于长针的进针。

考点 4 ★★★　提捏进针法
操作要点：①消毒：腧穴皮肤、医生双手常规消毒。②押手提捏穴旁皮肉：押手拇、食指轻轻捏提腧穴近旁的皮肉，提捏的力度大小要适当。③持针：刺手拇、食、中指三指指腹持针。④刺入：刺手持针快速刺入腧穴，刺入时常与平刺结合。本法适用于皮肉浅薄部位腧穴的进针。

考点 5 ★　单手进针法
操作要点：①消毒：腧穴皮肤、医生双手常规消毒。②持针：拇、食指指腹持针，中指指腹抵住针身下段，使中指指端比针尖略长出或齐平。③指抵皮肤：对准穴位，中指指端紧抵腧穴皮肤。④刺入：拇、食指向下用力按压刺入，中指随之屈曲，快速将针刺入，刺入时应保持针身直而不弯。

考点6★★★　毫针针刺的角度

针刺的角度是指进针时针身与皮肤表面所形成的夹角，一般分直刺、斜刺、平刺3种。

1. 直刺　直刺是指进针时针身与皮肤表面呈90°垂直刺入，此法适用于大部分的腧穴。

2. 斜刺　斜刺是指进针时针身与皮肤表面呈45°左右倾斜刺入，此法适用于肌肉浅薄处或内有重要脏器，或不宜直刺、深刺的腧穴。

3. 平刺　平刺又称横刺、沿皮刺，是指进针时针身与皮肤表面呈15°左右沿皮刺入，此法适用于皮薄肉少部位的腧穴。

考点7★★★　毫针捻转法

捻转法是指将针刺入腧穴一定深度后，施予向前向后的捻转动作，使针在腧穴内反复前后来回旋转的行针手法，是毫针行针的基本手法。操作要点：①消毒：腧穴皮肤、医生双手常规消毒。②刺入毫针：将毫针刺入腧穴的一定深度。③实施捻转操作：针身向前向后持续均匀来回捻转。

考点8★★★　毫针提插法

提插法是将毫针刺入腧穴的一定深度后，施以上提下插动作的操作方法，是毫针行针的基本手法。操作要点：①消毒：腧穴皮肤、医生双手常规消毒。②刺入毫针：将毫针刺入腧穴的一定深度。③实施提插操作：插是将针由浅层向下刺入深层的操作，提是从深层向上引退至浅层的操作，如此反复地上提下插。

考点9 ★★ 捻转补泻泻法

操作要点：①进针，行针得气。②捻转角度大，频率快，用力重，结合拇指向后、食指向前（右转）用力为主。③反复捻转。④操作时间长。

考点10 ★★ 捻转补泻补法

操作要点：①进针，行针得气。②捻转角度小，频率慢，用力轻，结合拇指向前、食指向后（左转）用力为主。③反复捻转。④操作时间短。

考点11 ★★★ 提插补泻泻法

操作要点：①进针，行针得气。②先深后浅，轻插重提，提插幅度大，频率快。③反复操作。④操作时间长。

考点12 ★★ 提插补泻补法

操作要点：①进针，行针得气。②先浅后深，重插轻提，提插幅度小，频率慢。③反复提插。④操作时间短。

考点13 ★ 震颤法

震颤法是指针刺入一定深度后，刺手持针柄，用小幅度、快频率的提插、捻转手法，使针身轻微震颤的方法。

操作要点：①进针后刺入一定深度。②刺手拇、食二指或拇、食、中指夹持针柄。③实施提插捻转，小幅度、快频率的提插、捻转，如手颤之状，使针身微微颤动。

考点14 ★★★ 刮法

刮法是指毫针刺入一定深度后，以拇指或食指的指腹抵住针尾，用拇指、食指或中指指甲，由下而上或由上而下频频刮动针柄的方法。

操作要点：①进针后刺入一定深度。②用拇指指腹或食指指腹轻轻抵住针尾。③用食指或拇指、中指指甲频频刮动针柄，可由针根部自下而上刮，也可由针尾部自上而下刮，使针身产生轻度震颤。④反复刮动数次。

考点15 ★★ 弹法

弹法是指在留针过程中，以手指轻弹针尾或针柄，使针体微微振动的方法。

操作要点：①进针后刺入一定深度。②以拇指与食指相交呈环状，食指指甲缘轻抵拇指指腹。③弹叩针柄，将食指指甲面对准针柄或针尾，轻轻弹叩，使针体微微震颤，也可以拇指与其他手指配合进行操作。④弹叩数次。

考点16 ★ 循法

循法是指在针刺前或针刺后留针过程中，医者用手指顺着经脉的循行径路，在腧穴的上下部轻柔循按的方法。

操作要点：①确定腧穴所在的经脉及其循行路线。②循按或拍叩，用拇指指腹，或第二、三、四指并拢后用三指的指腹，沿腧穴所属经脉的循行路线或穴位的上下左右进行循按或拍叩。③反复操作数次，以穴周肌肉得以放松或出现针感或循经感传为度。

考点17 ★★★ 摇法

摇法是指毫针刺入一定深度后，手持针柄，将针轻轻摇动的方法。摇法分为两种，一是直立针身而摇，二是卧倒针身而摇。

（1）直立针身而摇 操作要点：①采用直刺进针。②刺入一定深度。③手持针柄，如摇辘轳状呈划圈样摇动，或如摇橹状进行前后或左右的摇动。④反复摇动数次。

（2）卧倒针身而摇 操作要点：①采用斜刺或平刺进

针。②刺入一定深度。③手持针柄，如摇橹状进行左右摇动。④反复摇动数次。

（二）艾灸法

考点1★★　　回旋灸

操作要点：①选取适宜体位，充分暴露待灸腧穴。②选用纯艾卷，将其一端点燃。③术者手持艾卷的中上部，将艾卷燃烧端对准腧穴，与施灸部位的皮肤保持相对固定的距离（一般在3cm左右），左右平行移动或反复旋转施灸，动作要匀速。若遇到小儿或局部知觉减退者，尤其是糖尿病患者，术者应以食指和中指，置于施灸部位两侧，通过医者的手指来测知患者局部受热程度，以便随时调节施灸时间和距离，防止烫伤。④灸至皮肤出现红晕，有温热感而无灼痛为度，一般灸5～10分钟。⑤灸毕熄灭艾火。

考点2★★★　　雀啄灸

操作要点：①选取适宜体位，充分暴露待灸腧穴。②选用纯艾卷，将其一端点燃。③术者手持艾卷的中上部，将艾卷燃烧端对准腧穴，像麻雀啄米样一上一下移动，使艾卷燃烧端与皮肤的距离远近不一，动作要匀速，起落幅度应大小一致。④燃艾施灸，如此反复操作，给予施灸局部以变量刺激，若遇到小儿或局部知觉减退者，术者应以食指和中指，置于施灸部位两侧，通过医者的手指来测知患者局部受热程度，以便随时调节施灸时间和距离，防止烫伤。⑤灸至皮肤出现红晕，有温热感而无灼痛为度，一般灸10～15分钟。⑥灸毕熄灭艾火。

考点3★★★　瘢痕灸

又名化脓灸。操作要点：①选择体位，定取腧穴：以仰卧位或俯卧位为宜，体体要舒适，充分暴露待灸部位。②穴区皮肤消毒、涂擦黏附剂：对腧穴皮肤进行常规消毒，再将所灸穴位处涂以少量的大蒜汁或医用凡士林或少量清水。③点燃艾炷，每炷要燃尽：将艾炷平稳放置于腧穴上，用线香点燃艾炷顶部，待其自燃，要求每个艾炷都要燃尽，除灰，更换新艾炷继续施灸，灸满规定壮数为止。④轻轻拍打穴旁，减轻施灸疼痛。⑤灸后预防感染：灸毕要在施灸处贴敷消炎药膏，用无菌纱布覆盖局部，外用胶布固定，以防感染。⑥形成灸疮，待其自愈：灸后局部皮肤黑硬，周边红晕，继而起水疱，一般在7日左右局部出现无菌性炎症，其脓汁清稀色白，形成灸疮，灸疮5～6周自行愈合，留有瘢痕。

考点4★★★　温和灸

操作要点：①选取适宜体位，充分暴露待灸腧穴。②选用纯艾卷，将其一端点燃。③术者手持艾卷的中上部，将艾卷燃烧端对准腧穴，距腧穴皮肤2～3cm进行熏烤，艾卷与施灸处皮肤的距离应保持相对固定。注意：若患者感到局部温热舒适可固定不动，若感觉太烫可加大与皮肤的距离，若遇到小儿或局部知觉减退者，医者可将食、中两指，置于施灸部位两侧，通过医者的手指来测知患者局部受热程度，以便随时调节施灸时间和距离，防止烫伤。④灸至局部皮肤出现红晕，有温热感而无灼痛为度，一般每穴灸10～15分钟。⑤灸毕熄灭艾火。

考点5★★★　温针灸

操作要点：①准备艾卷或艾绒，截取2cm艾卷一段，将一端中心扎一小孔,深1～1.5cm,也可选用艾绒,艾绒要柔软,易搓捏。②选取适宜体位,充分暴露待灸腧穴。③针刺得气留针:腧穴常规消毒,直刺进针,行针得气,将针留在适当的深度。④插套艾卷或搓捏艾绒,点燃:将艾卷有孔的一端经针尾插套在针柄上,插牢,不可偏歪,或将少许艾绒搓捏在针尾上,要捏紧,不可松散,以免滑落,点燃施灸。⑤艾卷燃尽去灰,重新置艾:待艾卷或艾绒完全燃尽成灰时,将针稍倾斜,把艾灰掸落在容器中,每穴每次可施灸1～3壮。⑥待针柄冷却后出针。

考点6★★　隔盐灸

操作要点:①选择体位,定取腧穴:宜取仰卧位,身体放松。②食盐填脐:取纯净干燥的食盐适量,将脐窝填平,也可于盐上再放置一姜片。③置放艾炷:将艾炷置于盐上(或姜片上),点燃艾炷尖端,任其自燃。④调适温度,更换艾炷:若患者感觉施灸局部灼热不可耐受,术者用镊子夹去残炷,换炷再灸。⑤掌握灸量:如上反复施灸,灸满规定壮数,一般灸5～9壮。⑥灸毕,除去艾灰、食盐。

考点7★★　隔姜灸

操作要点:①制备姜片:切取生姜片,每片直径2～3cm,厚0.2～0.3cm,中间以针刺数孔。②选取适宜体位,充分暴露待灸腧穴。③放置姜片和艾炷,点燃艾炷:将姜片置于穴上,把艾炷置于姜片中心,点燃艾炷尖端,任其自燃。④调适温度:如患者感觉施灸局部灼痛不可耐受,术者可用镊子将姜片一侧夹住端起,稍待片刻,重新放下再灸。⑤更换艾炷和姜片:艾炷燃尽,除去艾灰,更换艾炷依前法再灸。施灸数壮后,姜片焦干萎缩时，应置换新的姜片。⑥掌握灸量：一般每穴灸6～9壮，至局部皮肤潮红而不起疱为度，灸毕去除姜片及艾灰。

（三）拔罐法

考点1★★　走罐法（推罐法、拉罐法）

操作要点：①选取适宜体位，充分暴露待拔腧穴。②选择大小适宜的玻璃罐。③在施术部位涂抹适量的润滑剂，如凡士林、水，也可选择红花油等润滑剂。④先用闪火法将罐吸拔在施术部位上，然后用单手或双手握住罐体，在施术部位上下、左右往返推移，走罐时，可将罐口的前进侧的边缘稍抬起，另一侧边缘着力，以利于罐子的推拉。⑤反复操作，至施术部位红润、充血甚至瘀血为度。⑥起罐时，一手握罐，另一手用拇指或食指按压罐口周围的皮肤，使之凹陷，空气进入罐内，罐体自然脱下。

考点2★★　闪罐法

操作要点：①选取适宜体位，充分暴露待拔腧穴。②选用大小适宜的罐具。③用镊子夹紧95%的酒精棉球一个，点燃，使棉球在罐内壁中段绕1～3圈或短暂停留后迅速退出，迅速将罐扣在应拔的部位，再立即将罐起下。④如此反复多次地拔住起下、起下拔住。⑤拔至施术部位皮肤潮红、充血或瘀血为度。

考点3★　刺血拔罐法（刺络拔罐法）

操作要点：①选取适宜体位，充分暴露待拔腧穴。②选择大小适宜的玻璃罐备用。③消毒施术部位，刺络出血。医者戴消毒手套，用碘伏消毒施术部位，持三棱针（或一次性注射针头）点刺局部使之出血，或用皮肤针叩刺出血。④用闪火法留罐，留置5～15分钟后起罐。

⑤起罐时不能迅猛,避免罐内污血喷射而污染周围环境,用消毒棉签清理皮肤上残留血液,清洗火罐后进行消毒处理。

(四)其他疗法

考点1★ 皮肤针的重刺法

用中重腕力进行叩刺,使针尖垂直叩打在皮肤上,针尖接触皮肤时间长,再弹起,以局部皮肤明显潮红、出血为度。

考点2★★ 三棱针的操作——点刺法

操作要点:①选取适宜体位,充分暴露待针腧穴。②医者戴消毒手套。③使施术部位充血,可先在针刺部位及其周围,轻轻地推、揉、挤、捋,使局部充血。④穴区皮肤常规消毒。⑤医者用一手固定点刺部位,另一手持针,露出针尖3～5mm,对准点刺部位快速刺入,迅速出针,一般刺入2～3mm。⑥轻轻挤压针孔周围,使之适量出血或出黏液。⑦用消毒干棉球按压针孔,可在点刺部位贴敷创可贴。

考点3★ 三棱针的操作——散刺法(豹纹刺)

操作要点:①选取适宜体位,充分暴露待针腧穴。②医者戴消毒手套。③穴区皮肤常规消毒。④根据病变部位大小,由病变外缘呈环形向中心部位进行点刺,一般点刺10～20针。⑤点刺后,可见点状出血,若出血不明显,可加用留罐法以增加出血量,放出适量血液(或黏液)。⑥用消毒干棉球按压针孔,施术部位面积较大时,可以敷无菌敷料。

考点4 ★★　三棱针的操作——刺络法

操作要点：①选择适宜的体位，确定血络。②医者戴消毒手套。③肘、膝部静脉放血时，一般要捆扎橡皮管，将橡皮管结扎在针刺部位的上端（近心端），以使血络怒张显现，其他部位则不方便结扎，为使血络充盈，也可轻轻拍打血络处。④将血络处皮肤严格消毒。⑤一手拇指按压在被刺部位的下端，使血络位置相对固定，一手持针，对准针刺部位，顺血络走向，斜向上与之呈45°左右刺入，以刺穿血络前壁为度，一般刺入2～3mm，然后迅速出针。⑥根据病情需要，使其流出一定量的血液，也可轻轻按压静脉上端，以助瘀血外出。⑦松开橡皮管，待出血自然停止。⑧以消毒干棉球按压针孔，并以75%酒精棉球清除针处及其周围的血液。

考点5 ★　三棱针的操作——挑刺法

操作要点：①选取适宜体位，充分暴露待刺腧穴。②医者戴消毒手套。③局部皮肤严格消毒。④挑破表皮，挑断皮下纤维组织。医者一手按压进针部位两侧或捏起皮肤使之紧绷固定，另一手持针迅速刺入皮肤1～2mm，随即倾斜针身挑破表皮，使之出少量血液或黏液，也可再刺入2～5mm，倾斜针身使针尖轻轻挑起，挑断皮下纤维组织。⑤出针，用无菌敷料覆盖创口。

考点6 ★　叙述并演示耳穴压丸法的操作方法（2020年新增考点）

操作前准备：①选择材料：一般选王不留行籽或用莱菔子、白芥子等代替，医用胶布、止血钳、弯盘、消毒棉签、镊子、75%酒精、消毒干棉球等。②选穴：根据耳穴的选穴原则，选择耳穴确定处方。③选体位：一般以坐位或卧位为宜。

操作过程：①准备丸粒：将小丸粒贴于0.5cm×0.5cm的小方块医用胶布中央，或选用成品耳穴贴。②耳穴皮肤消毒：用75%酒精棉球擦拭消毒，去除污垢和油脂。③贴压：一手托住耳郭，另一手持镊子将贴丸胶布对准耳穴进行敷贴，并给予适当按压，使耳郭有发热、胀痛感。压穴时，托指不动压指动，只压不揉，以免胶布移动，用力不能过猛过重。

（五）推拿技术

考点1★★★　小鱼际滚法

拇指自然伸直，余指自然屈曲，无名指与小指的掌指关节屈曲约90°，余指屈曲的角度则依次减小，手背沿掌横弓排列呈弧面，以第五掌指关节背侧为吸定点吸附于体表施术部位上，以肘关节为支点，前臂主动做推旋运动，带动腕关节做较大幅度的屈伸活动，使小鱼际和手背尺侧部在施术部位上持续不断地来回滚动。

考点2★　立滚法

以第五掌指关节背侧为吸定点，以第四掌指关节至第五掌骨基底部与掌背尺侧缘形成的扇形区域为滚动着力面，腕关节略屈向尺侧，余准备形态同小鱼际滚法，其手法运动过程亦同小鱼际滚法。

考点3★★★　拳滚法

拇指自然伸直，余指半握空拳状，以食指、中指、无名指和小指的第一节指背着力于施术部位上，肘关节屈曲20°～40°，前臂主动施力，在无旋前圆肌参与的情况下，单纯进行推拉摆动，带动腕关节做无尺、桡侧偏移的屈伸活动，使食指、中指、无名指和小指的第一节指背、掌指关节背侧、指间关节背侧为滚动着力面，在施术部位上进行持续不断的滚动。

考点 4 ★　三指揉法

食、中、无名指并拢，三指罗纹面着力于一定的治疗部位或穴位。以肘关节为支点，前臂做主动运动。通过腕关节使三指罗纹面在施术部位上做轻柔的小幅度的环旋运动。

考点 5 ★★★　大鱼际揉法

沉肩，腕关节放松，呈微屈或水平状，大拇指内收，四指自然伸直，用大鱼际附着于施术部位上，以肘关节为支点，前臂做主动运动，带动腕关节摆动，用大鱼际在治疗部位上做轻缓柔和的上下、左右或轻度环旋揉动，并带动该处的皮下组织一起运动。

考点 6 ★★★　掌根揉法

肘关节微屈，腕关节放松，略背伸，手指自然弯曲，亦可双掌重叠，以掌根部附着于施术部位，以肘关节为支点，前臂做主动运动，带动腕及手掌连同前臂做小幅度的回旋揉动，并带动该处的皮下组织一起运动。

考点 7 ★★★　中指揉法

中指伸直，食指置于中指远端指间关节背侧，腕关节微屈，用中指罗纹面着力于一定的治疗部位或穴位，以肘关节为支点，前臂做主动运动，通过腕关节使中指罗纹面在施术部位上做轻柔的小幅度的环旋运动。

考点 8 ★★★　指按法

以拇指罗纹面着力于施术部位，余四指张开，置于相应位置以支撑助力，拇指主动用力，垂直向下按压，当按压力达到所需的力度后，要稍停片刻，然后松劲撤力，再做重复按压，使按压动作既平稳又有节奏性。

考点 9 ★★★　掌按法

以单手或双手掌面置于施术部位，以肩关节为支点，利用身体上半部的重量，通过上、前臂传至手掌部，垂直向下按压，用力原则同指按法。

考点 10 ★★　拇指端推法

以拇指端着力于施术部位或穴位上，余四指置于对侧或相应的位置以固定，腕关节略屈并向尺侧偏斜，拇指及腕部主动施力，向拇指端方向呈短距离单向直线推进。

考点 11 ★★★　拇指平推法

以拇指罗纹面着力于施术部位或穴位上，余四指置于其前外方以助力，腕关节略屈曲，拇指及腕部主动施力，向其食指方向呈短距离、单向直线推进，在推进的过程中，拇指罗纹面的着力部分应逐渐偏向桡侧，且随着拇指的推进腕关节应逐渐伸直。

考点 12 ★　三指推法

食、中、无名指并拢，以指端部着力于施术部位上，腕关节略屈，前臂部主动施力，通过腕关节及掌部使食、中及无名三指向指端方向做单向直线推进。

考点 13 ★★★　掌推法

以掌根部着力于施术部位，腕关节略背伸，肘关节伸直，以肩关节为支点，上臂部主动施力，通过肘、前臂、腕，使掌根部向前方做单方向直线推进。

考点 14 ★★　拳推法

手握实拳，以食指、中指、无名指及小指四指的近侧指间关节的突起部着力于施术部位，腕关节挺紧伸直，肘关节略屈，以肘关节为支点，前臂主动施力，向前呈单方向直线推进。

考点 15 ★★★　肘推法

屈肘，以肘关节尺骨鹰嘴突起部着力于施术部位，另一侧手臂抬起，以掌部扶握屈肘侧拳顶以固定助力，以肩关节为支点，腰部发力，上臂部主动施力，做较缓慢的单方向直线推进。

考点 16 ★★★　拿法

以拇指和其余手指的指面相对用力，捏住施术部位肌肤并逐渐收紧、提起，腕关节放松，以拇指同其他手指的对合力进行轻重交替、连续不断地提捏治疗部位。

考点 17 ★★　抖上肢法

受术者取坐位或站立位，肩臂部放松，术者站在其前外侧，身体略为前倾，用双手握住其腕部，慢慢将被抖动的上肢向前外方抬起至 60°左右，然后两前臂微用力做连续的小幅度上下抖动，使抖动所产生的抖动波呈波浪般地传递到肩部，或术者以一手按其肩部，另一手握住其腕部，做连续不断地小幅度上下抖动，抖动中可结合被操作肩关节的前后方向活动，此法又称上肢提抖法。

考点 18 ★　抖下肢法

受术者仰卧位，下肢放松，术者站其足端，用双手分别握住受术者两足踝部，将两下肢抬起，离开床面 30cm 左右，然后上、前臂同时施力，做连续的小幅度上下抖动，使其下肢及髋部有舒松感，两下肢可同时操作，亦可单侧操作。

考点19 ★　抖腰法

受术者俯卧位，两手拉住床头或由助手固定其两腋部，施术者以两手握住其两足踝部，两臂伸直，身体后仰，与助手相对用力，牵引其腰部，待受术者腰部放松后，身体前倾，以准备抖动，其后随身体起立之势，瞬间用力，做1～3次较大幅度的抖动，使抖动之力作用于腰部，使其产生较大幅度的波浪状运动。

考点20 ★★★　拇指前位捏脊法

双手半握空拳状，腕关节略背伸，以食、中、无名和小指的背侧置于脊柱两侧，拇指伸直前按，并对准食指中节处，以拇指的罗纹面和食指的桡侧缘将皮肤捏起，并进行提捻，然后向前推行移动，在向前移动捏脊的过程中，两手拇指要交替前按，同时前臂要主动用力，推动食指桡侧缘前行，两者互为配合，从而交替捏提捻动前行。

考点21 ★★★　拇指后位捏脊法

两手拇指伸直，两指端分置于脊柱两侧，指面向前，两手食、中指前按，腕关节微屈，以两手拇指与食、中指罗纹面将皮肤捏起，并轻轻提捻，然后向前推行移动，在向前移动的捏脊过程中，两手拇指要前推，而食指、中指则交替前按，两者相互配合，从而交替捏提捻动前行。

捏脊法每次操作一般均从腰俞穴开始，沿脊柱两侧向上终止于大椎穴为一遍，可连续操作三至五遍，为加强手法效应，常采用三捏一提法，即每捏捻三次，便停止前行，用力向上提拉一次。

考点 22 ★★　夹搓法（2020 年新增考点）

以双手掌面夹住施术部位，令受术者肢体放松。以肘关节和肩关节为支点，前臂与上臂部主动施力，做相反方向的较快速搓动，并同时做上下往返移动，夹搓法双手用力要对称。

考点 23 ★★　推搓法（2020 年新增考点）

以单手或双手掌面着力于施术部位。以肘关节为支点，前臂部主动施力，做较快速的推去拉回的搓动。

三、中医望、闻、切诊技术操作

【试题内容】

演示或叙述中医望、闻、切诊技术的具体操作方法。

【典型样题】

简述并演示虚里按法。

【参考答案】（10 分）

虚里即心尖搏动处，位于左乳下第四、五肋间，乳头下稍内侧，为诸脉之所宗，按虚里可了解宗气之强弱，疾病之虚实，预后之吉凶。

虚里按诊时，一般病人采取坐位和仰卧位，医生位于病人右侧，用右手全掌或指腹平抚左乳下第四、五肋间，乳头下稍内侧的心尖搏动处，并调节压力，注意诊察其动气之强弱、至数和聚散等。

按诊内容包括有无搏动、搏动部位及范围、搏动强度和节律、频率、聚散等。

第二站 中医相关模块

考点1 ★　面部分区及所候脏腑

庭候首面,阙上候咽喉,阙中(印堂)候肺,阙下(下极、山根)候心,下极之下(年寿)候肝,肝部左右候胆,肝下(准头)候脾,方上(脾两旁)候胃,中央(颧下)候大肠,夹大肠候肾,明堂(鼻端)以上候小肠,明堂以下候膀胱、子处。

考点2 ★★　诊察小儿食指络脉

食指络脉	特征	临床意义
浮沉	浮显	主病在表,多见于外感表证
	沉隐	主病在里,多见于脏腑病变
颜色	鲜红	属外感表证
	紫红	为里热证
	青色	主惊、主风、主痛
	紫黑	为血络瘀闭,病情危重
	淡白	为虚证
长短	显于风关	表明邪气初起,邪浅病轻,可见于外感初起
	达于气关	其色较深,为邪气渐深,病情渐重
	达于命关	其色更深,为邪入脏腑,病情严重
	透关射甲	其色紫黑,多病情凶险,预后不良
形状	食指络脉增粗	其分支显见,多属实证、热证
	食指络脉变细	其分支不显,多属虚证、寒证

考点3 ★★★　舌诊的操作

1.望舌时,医者的姿势可略高于病人,保证视野平面略高于病人的舌面,以便俯视舌面。

2.望舌时注意光线必须直接照射于舌面,使舌面明亮，以便于正确进行观察。

3. 望舌一般应当按照基本顺序进行：先察舌质，再察舌苔。察舌质时先查舌色，再察舌形，次察舌态。察舌苔时，先察苔色，再察苔质，次察舌苔分布。对舌分部观察时，先看舌尖，再看舌中舌边，最后观察舌根部。

4. 望舌时做到迅速敏捷，全面准确，时间不可太长，一般不宜超过30秒，若一次望舌判断不准确，可让病人休息3～5分钟后重新望舌。

5. 对病人伸舌时的不符合要求的姿势，医生应予以纠正，如：伸舌时过分用力，病人伸舌时，用牙齿刮舌面，伸舌时，口未充分张开，只露出舌尖，舌体伸出时舌边、尖上卷，或舌肌紧缩，或舌体上翘，或左右歪斜等影响舌面充分暴露。

6. 当舌苔过厚，或者出现与病情不相符合的苔质、苔色，为了确定其有根、无根、或是否染苔等，可结合揩舌或刮舌方法，也可直接询问患者在望舌前的饮食、服用药物等情况，以便正确判断。

（1）揩舌　医生用消毒纱布缠绕右手食指两圈，蘸少许清洁水，力量适中，从舌根向舌尖揩抹3～5次。

（2）刮舌　医生用消毒的压舌板边缘，以适中的力量，在舌面上从舌根向舌尖刮3～5次。

7. 望舌过程中还可穿插对舌部味觉、感觉等情况的询问，以便全面掌握舌诊资料。

8. 观察舌下络脉时，应按照下述方法进行：

（1）嘱病人尽量张口，舌尖向上腭方向翘起并轻轻抵于上腭，舌体自然放松，勿用力太过，使舌下络脉充分暴露，便于观察。

（2）首先观察舌系带两侧大络脉的颜色、长短、粗细，有无怒张、弯曲等异常改变，然后观察周围细小络脉的颜色和形态有无异常。

考点 4 ★★★　脉诊布指和运指

1. 布指　中指定关，医生先以中指按在掌后高骨内侧动脉处，然后食指按在关前（腕侧）定寸，无名指按在关后（肘侧）定尺。布指的疏密要与患者手臂长短与医生手指粗细相适应，如病人的手臂长或医者手指较细，布指宜疏，反之宜密。定寸时可选取太渊穴所在位置（腕横纹上），定尺时可考虑按寸到关的距离确定关到尺的长度以明确尺的位置，寸关尺不是一个点，而是一段脉管的诊察范围。

2. 运指　医生运用指力的轻重、挪移及布指变化以体察脉象，常用的指法有举、按、寻、循、总按和单诊等，注意诊察患者的脉位（浮沉、长短）、脉次（至数与均匀度）、脉形（大小、软硬、紧张度等）、脉势（强弱与流利度等）及左右手寸关尺各部表现。

考点 5 ★　诊脉的正确体位和姿势

诊脉时患者应取正坐位或仰卧位，前臂自然向前平展，与心脏置于同一水平，手腕伸直，手掌向上，手指微微弯曲，在腕关节下面垫一松软的脉枕，使寸口部位充分伸展，局部气血畅通，便于诊察脉象。

考点 6 ★★★　虚里按法

虚里即心尖搏动处，位于左乳下第四、五肋间，乳头下稍内侧，为诸脉之所宗，按虚里可了解宗气之强弱，疾病之虚实，预后之吉凶。

虚里按诊时，一般病人采取坐位和仰卧位，医生位于病人右侧，用右手全掌或指腹平抚左乳下第四、五肋间，乳头下稍内侧的心尖搏动处,并调节压力,注意诊察其动气之强弱、至数和聚散等。

按诊内容包括有无搏动、搏动部位及范围、搏动强度和节律、频率、聚散等。

考试模块二　病史采集

【试题内容】

根据试题提供的"患者主诉",回答如何询问现病史及相关病史。

本类考题每份试卷 1 道,分值为 10 分。

【得分要点和答题技巧】

得分要点:

这部分的题目只要正确地套用模板,拿到大部分分数不难。所以,大家只需要熟练掌握下面的"问诊模板"即可。

问诊技巧:

1. 条理性好,能抓住重点。
2. 围绕病情询问。
3. 问诊语言恰当。
4. 无暗示性问诊。

问诊模板:

1. 现病史

(1) 根据主诉了解从发病到就诊前疾病的发生、发展变化及相关的鉴别诊断

1) 询问发病时间、起病缓急、病因和诱因。

2) 询问主诉的性质、程度、持续时间、加重与缓解

因素及演变情况。

3）中医鉴别诊断问诊。

4）结合中医十问了解目前疾病情况，同时注意了解情志、睡眠、胃纳、二便、腹部体征等情况。

（2）诊疗经过

1）是否到医院诊治，做过哪些相关检查，结果如何。

2）曾用何种方法及药物治疗，效果如何。

2. 相关病史

（1）与该症状有关的疾病史。

（2）饮食史、家族史、药物过敏史。

【典型样题】

简要病史：女性，45岁，反复夜间胃脘部疼痛2个月。

【参考答案】（10分）

1. 现病史

（1）根据主诉了解从发病到就诊前疾病的发生、发展变化、诊治经过及相关的鉴别诊断。

1）询问发病时间、起病缓急、病因和诱因。

2）了解疼痛的性质（刺痛、钝痛、隐痛等）、部位、持续时间、诱发与缓解因素；有无放射痛。

3）中医鉴别诊断问诊：喜欢热饮还是冷饮？是否伴有嗳腐吞酸、呕吐不消化食物？是否伴有五心烦热、潮热盗汗？

4）结合中医十问了解目前疾病的情况。

（2）诊疗经过

1）是否到医院诊治。是否做过钡餐、胃镜等检查。

2）用过何种药物治疗。效果如何。

2.相关病史

（1）与该病有关的其他病史：既往类似发作史、肝炎史、胆囊炎史；家族史等。

（2）药物、食物过敏史。

注：本模块记住模板即可，不需要记忆其他知识。

考试模块三　中医临床答辩

【试题内容】

1. 疾病的辨证施治。
2. 针灸常用腧穴主治病证。
3. 针灸异常情况处理。
4. 常见急症的针灸治疗。

本类考题每份试卷 1 道，分值为 5 分。

一、疾病的辨证施治

【试题内容】

疾病的辨证施治，诊断依据，病证鉴别，辨证要点，治疗原则，方剂、药物等。主要测试考生的临床思维能力。

【典型样题】

试述哮病缓解期肺脾气虚证的主症、治法、方剂。

【参考答案】（5 分）

主症：有哮喘反复发作史，气短声低，自汗，怕风，常易感冒，倦怠无力，食少便溏，或喉中时有轻度哮鸣，痰多质稀，色白，舌质淡，苔白，脉细弱。

治法：健脾益气，补土生金。

方剂：六君子汤加减。

本部分考点和第一站相同。请参照第一站考点的相关内容。

二、针灸常用腧穴主治病证

【试题内容】

口述题目要求的针灸腧穴主治病证。

【典型样题】

合谷穴的主治病证。

【参考答案】（5分）

主治：①头痛、齿痛、目赤肿痛、咽喉肿痛、牙关紧闭、鼻衄、口㖞、耳聋、痄腮等头面五官病证。②发热恶寒等外感病。③热病。④无汗或多汗。⑤经闭、滞产、月经不调、痛经、胎衣不下、恶露不止、乳少等妇科病证。⑥上肢疼痛、不遂。⑦皮肤瘙痒、荨麻疹等皮肤科病证。⑧小儿惊风、痉证。⑨腹痛、痢疾、便秘等肠腑病证。⑩牙拔除术、甲状腺手术等面口五官及颈部手术针麻常用穴。

考点1★★★　尺泽（合穴）

主治：①咳嗽、气喘、咯血、咽喉肿痛等肺系病证。②肘臂挛痛。③急性腹痛、吐泻、小儿惊风等急症。

考点2★★　孔最（郄穴）

主治：①咯血、鼻衄、咳嗽、气喘、咽喉肿痛等肺系病证。②肘臂挛痛。③痔疮出血。

考点 3 ★★★　列缺（络穴，八脉交会穴，通任脉）

主治：①咳嗽、气喘、咽喉肿痛等肺系病证。②外感头痛、齿痛、项强、口㖞等头面五官疾患。③手腕痛。

考点 4 ★★★　鱼际（荥穴）

主治：①咳嗽、气喘、咯血、失音、喉痹、咽干等肺系病证。②外感发热，掌中热。③小儿疳积。

考点 5 ★★★　少商（井穴）

主治：①咳嗽、气喘、咽喉肿痛、鼻衄等肺系实热病证。②中暑，发热。③昏迷，癫狂。④指肿，麻木。

考点 6 ★★★　商阳（井穴）

主治：①热病、昏迷。②耳聋、青盲、咽喉肿痛、颐颔肿、齿痛等五官病证。③手指麻木。

考点 7 ★★★　合谷（原穴）

主治：①头痛、齿痛、目赤肿痛、咽喉肿痛、牙关紧闭、鼻衄、口㖞、耳聋、痄腮等头面五官病证。②发热恶寒等外感病。③热病。④无汗或多汗。⑤经闭、滞产、月经不调、痛经、胎衣不下、恶露不止、乳少等妇科病证。⑥上肢疼痛、不遂。⑦皮肤瘙痒、荨麻疹等皮肤科病证。⑧小儿惊风、痉证。⑨腹痛、痢疾、便秘等肠腑病证。⑩牙拔除术、甲状腺手术等面口五官及颈部手术针麻常用穴。

考点 8 ★★★　手三里

主治：①手臂麻痛、肘挛不伸、上肢不遂等上肢病证。②腹胀、泄泻等肠腑病证。③齿痛，颊肿。

考点 9 ★★★　曲池（合穴）

主治：①目赤肿痛、齿痛、咽喉肿痛等五官热性病证。②热病。③手臂肿痛、上肢不遂等上肢病证。④风疹、瘾疹、湿疹等皮肤科病证。⑤腹痛、吐泻、痢疾等肠腑病证。⑥头痛、眩晕。⑦癫狂等神志病。

考点 10 ★★　肩髃（手阳明经与阳跷脉的交会穴）

主治：①肩痛不举，上肢不遂。②瘰疬。③瘾疹。

考点 11 ★★★　迎香

主治：①鼻塞、鼻衄、鼻渊等鼻病。②口喎、面痒、面肿等面口部病证。③胆道蛔虫病。

考点 12 ★★　地仓（手足阳明经与任脉的交会穴）

主治：口喎、眼睑瞤动、流涎、齿痛、颊肿等头面五官病证。

考点 13 ★★★　下关

主治：①牙关不利、面痛、齿痛、口喎等面口病证。②耳聋、耳鸣、聤耳等耳部病证。

考点 14 ★★　头维（足阳明经与足少阳经和阳维脉的交会穴）

主治：头痛、眩晕、目痛、迎风流泪、眼睑瞤动等头面五官病证。

考点 15 ★★★　天枢（大肠募穴）

主治：①绕脐腹痛、腹胀、便秘、泄泻、痢疾等脾胃肠腑病证。②癥瘕、月经不调、痛经等妇科病证。

考点 16 ★★★　梁丘（郄穴）

主治：①膝肿痛、下肢不遂等下肢病证。②急性胃痛。③乳痈、乳痛等乳房病证。

考点 17 ★　犊鼻

主治：膝肿、疼痛、屈伸不利、下肢痿痹等下肢病证。

考点 18 ★★★　足三里（合穴，胃之下合穴）

主治：①胃痛、呕吐、腹胀、泄泻、痢疾、便秘、肠痈等脾胃肠病证。②膝痛、下肢痿痹、中风瘫痪等下肢病证。③不寐、癫狂等神志病证。④气喘、痰多。⑤乳痈。⑥虚劳诸证，为强壮保健要穴。

考点 19 ★★　上巨虚（大肠下合穴）

主治：①肠鸣、腹中切痛、泄泻、便秘、肠痈等肠腑病证。②下肢痿痹、中风瘫痪等下肢病证。

考点 20 ★　条口

主治：①下肢痿痹、跗肿、转筋等下肢病证。②肩臂痛。③脘腹疼痛。

考点 21 ★★　丰隆（络穴）

主治：①头痛、眩晕等头部病证。②咳嗽、哮喘、痰多等肺系病证。③下肢痿痹。④癫狂。

考点 22 ★★★　内庭（荥穴）

主治：①齿痛、咽喉肿痛、鼻衄等五官病证。②热病。③胃痛、吐酸、泄泻、痢疾、便秘等胃肠病证。④足背肿痛。

考点23 ★★★　公孙（络穴，八脉交会穴，通冲脉）

主治：①胃痛、呕吐、肠鸣、腹胀、腹痛、痢疾等脾胃病证。②心烦不寐、狂证等神志病证。③逆气里急、气上冲心（奔豚气）等冲脉病证。

考点24 ★★★　三阴交（交会穴）

主治：①肠鸣、腹胀、泄泻、便秘等脾胃肠病证。②月经不调、经闭、痛经、带下、阴挺、不孕、滞产等妇产科病证。③小便不利、遗尿、遗精、阳痿等生殖泌尿系统病证。④心悸、不寐、癫狂等神志病证。⑤下肢痿痹。⑥阴虚诸证。⑦湿疹、荨麻疹等皮肤病证。

考点25 ★★★　地机（郄穴）

主治：①痛经、崩漏、月经不调、癥瘕等妇科病证。②腹胀、腹痛、泄泻等脾胃肠病证。③小便不利、水肿、遗精。④下肢痿痹。

考点26 ★★　阴陵泉（合穴）

主治：①腹痛、泄泻、水肿、黄疸等脾湿病证。②小便不利、遗尿、癃闭等泌尿系统病证。③遗精、阴茎痛等男科病证。④带下、妇人阴痛等妇科病证。⑤膝痛，下肢痿痹。

考点27 ★★　血海

主治：①月经不调、痛经、经闭、崩漏等妇科病证。②瘾疹、湿疹、丹毒、皮肤瘙痒等皮外科病证。③膝股内侧痛。

考点28 ★★　大横（足太阴脾经与阴维脉的交会穴）

主治：①腹痛、泄泻、便秘等脾胃肠病证。②肥胖症。

考点 29 ★★　通里（络穴）

主治：①心悸、怔忡等心疾。②舌强不语、暴喑等舌窍病证。③肘臂挛痛、麻木、手颤等上肢病证。

考点 30 ★★★　神门（输穴，原穴）

主治：①心痛、心烦、惊悸、怔忡等心疾。②不寐、健忘、痴呆、癫狂痫等神志病证。③胸胁痛。

考点 31 ★★　少府（荥穴）

主治：①心痛、心烦、惊悸、怔忡等心疾。②不寐、健忘、痴呆、癫狂痫等神志病证。③小便不利、遗尿、阴痒痛等前阴病证。

考点 32 ★★★　后溪（输穴，八脉交会穴，通督脉）

主治：①头项强痛、腰背痛、手指及肘臂挛痛等。②耳聋，目赤，咽喉肿痛等五官病证。③癫狂痫等神志病证。④疟疾。

考点 33 ★★　养老（郄穴）

主治：①肩、背、肘、臂酸痛，项强等经脉循行所过部位病证。②急性腰痛。③目视不明。

考点 34 ★★　天宗

主治：①肩胛疼痛。②乳痈、乳癖等乳房病证。③气喘。

考点 35 ★★★　听宫

主治：①耳鸣、耳聋、聤耳等耳部病证。②面痛、齿痛等面口病证。③癫、狂、痫等神志病。

考点36 ★★ 攒竹

主治：①头痛、面痛、眉棱骨痛、面瘫等头面病证。②眼睑䀮动、眼睑下垂、目视不明、流泪、目赤肿痛等眼疾。③呃逆。④急性腰扭伤。

考点37 ★★★ 天柱

主治：①后头痛、项强、肩背痛。②眩晕、咽喉肿痛、鼻塞、目赤肿痛、近视等头面五官病证。③癫狂痫。④热病。

考点38 ★★★ 肺俞（肺之背俞穴）

主治：①鼻塞、咳嗽、气喘、咯血等肺系病证。②骨蒸潮热、盗汗等阴虚病证。③背痛。④皮肤瘙痒、瘾疹。

考点39 ★★ 膈俞（八会穴之血会）

主治：①胃痛。②呕吐、呃逆、咳嗽、气喘等气逆之证。③贫血、吐血、便血等血证。④瘾疹、皮肤瘙痒等皮肤病证。⑤潮热、盗汗等阴虚证。

考点40 ★★ 胃俞（胃之背俞穴）

主治：胃痛、呕吐、腹胀、肠鸣、多食善饥、身体消瘦等脾胃病证。

考点41 ★★ 肾俞（肾之背俞穴）

主治：①头晕、耳鸣、耳聋、慢性腹泻、气喘、腰酸痛、遗精、阳痿、不育等肾虚病证。②遗尿、癃闭等前阴病证。③月经不调、带下、不孕等妇科病证。④消渴。

考点42 ★ 大肠俞（大肠之背俞穴）

主治：①腰痛。②腹胀、泄泻、便秘等肠腑病证。

考点43 ★★★　次髎

主治：①月经不调、痛经、阴挺、带下等妇科病证。②小便不利、癃闭、遗尿、疝气等前阴病证。③遗精、阳痿等男科病证。④腰骶痛，下肢痿痹。

考点44 ★★★　委中（合穴，膀胱之下合穴）

主治：①腰背痛、下肢痿痹等病证。②急性腹痛、急性吐泻等病证。③癃闭、遗尿等泌尿系病证。④丹毒、瘾疹、皮肤瘙痒、疔疮等血热病证。

考点45 ★★　膏肓

主治：①咳嗽、气喘、肺痨等肺系虚损病证。②肩胛痛。③健忘、遗精、盗汗、羸瘦等虚劳诸证。

考点46 ★★　秩边

主治：①腰骶痛，下肢痿痹。②癃闭、便秘、痔疾、阴痛等前后二阴病证。

考点47 ★★★　承山

主治：①腰腿拘急，疼痛。②痔疾，便秘。③腹痛，疝气。

考点48 ★★★　昆仑（经穴）

主治：①后头痛、目眩、项强等头项病证。②腰骶疼痛，足踝肿痛。③癫痫。④滞产。

考点49 ★★★　申脉（八脉交会穴，通阳跷脉；足太阳经与阳跷脉的交会穴）

主治：①头痛、眩晕等头部疾病。②癫、狂、痫等神志病证。③嗜睡、不寐等眼睛开合不利病证。④腰腿酸痛，下肢运动不利。

考点 50 ★★★　至阴（井穴）

主治：①胎位不正、滞产、胞衣不下等胎产病证。②头痛、目痛、鼻塞、鼻衄等头面五官病证。

考点 51 ★★★　涌泉（井穴）

主治：①昏厥、中暑、小儿惊风等急症。②癫狂痫、头痛、头晕、目眩、失眠等神志病证。③咽喉肿痛、喉痹、失音等头面五官病证。④大便难、小便不利等前后二阴病证。⑤足心热。⑥奔豚气。

考点 52 ★★★　太溪（输穴，原穴）

主治：①头晕目眩、不寐、健忘、遗精、阳痿、月经不调等肾虚证。②咽喉肿痛、齿痛、耳鸣、耳聋等阴虚性五官病证。③咳喘、胸痛、咯血等肺系病证。④消渴，小便频数，便秘。⑤腰脊痛，足跟痛，下肢厥冷。

考点 53 ★★　照海（八脉交会穴，通阴跷脉）

主治：①癫痫、不寐、嗜卧、癔症等神志病证。②咽喉干痛，目赤肿痛。③月经不调、痛经、阴痒、赤白带下等妇科病证。④小便频数，癃闭。⑤便秘。

考点 54 ★★　复溜（经穴）

主治：①腹胀，泄泻，癃闭，水肿。②盗汗、汗出不止或热病无汗等津液输布失调病证。③下肢痿痹，腰脊强痛。

考点 55 ★★　郄门（郄穴）

主治：①心痛、心悸、心烦胸痛等心胸病证。②咳血、呕血、衄血等血证。③疔疮。④癫痫。

考点 56 ★★★　内关（络穴；八脉交会穴，通阴维脉）

主治：①心痛、心悸、胸闷等心胸病证。②胃痛、呕吐、呃逆等胃腑病证。③中风，眩晕，偏头痛。④不寐、郁病、癫狂痫等神志病证。⑤胁痛，胁下痞块，肘臂挛痛。

考点 57 ★★★　大陵（输穴，原穴）

主治：①心痛、心悸、胸胁胀痛等心胸病证。②胃痛、呕吐、口臭等胃腑病证。③喜笑悲恐、癫狂痫等神志病证。④手、臂挛痛。

考点 58 ★★★　中冲（井穴）

主治：①中风昏迷、舌强不语、中暑、昏厥、小儿惊风等急症。②高热。③舌下肿痛。

考点 59 ★★　中渚（输穴）

主治：①手指屈伸不利，肘臂肩背痛。②头痛、耳鸣、耳聋、聤耳、耳痛、目赤、咽喉肿痛等头面五官病证。③热病，疟疾。

考点 60 ★★★　外关（络穴；八脉交会穴，通阳维脉）

主治：①耳鸣、耳聋、聤耳、耳痛、目赤肿痛、目生翳膜、目眩、咽喉肿痛、口噤、口㖞、齿痛、面痛等头面五官病证。②头痛、颈项及肩部疼痛，胁痛，上肢痹痛。③热病，疟疾，伤风感冒。④瘰疬。

考点 61 ★★　支沟（经穴）

主治：①便秘。②热病。③耳鸣、耳聋、咽喉肿痛、暴喑、头痛等头面五官病证。④肘臂痛，胁肋痛，落枕。⑤瘰疬。

第二站 中医相关模块

考点 62 ★★★　翳风（手足少阳经脉的交会穴）

主治：①耳鸣、耳聋、聤耳等耳病。②眼睑瞤动、颊肿、口㖞、牙关紧闭、齿痛等面口病。③瘰疬。

考点 63 ★★★　风池（足少阳经与阳维脉的交会穴）

主治：①中风、头痛、眩晕、不寐、癫痫等内风所致病证。②恶寒发热、口眼㖞斜等外风所致病证。③目赤肿痛、视物不明、鼻塞、鼻衄、鼻渊、耳鸣、咽喉肿痛等五官病证。④颈项强痛。

考点 64 ★★★　肩井（手足少阳经与阳维脉的交会穴）

主治：①头痛、眩晕、颈项强痛等头项部病证。②肩背疼痛，上肢不遂。③瘰疬。④难产、乳痈、乳少、胞衣不下等妇科病证。

考点 65 ★★★　环跳（足少阳经与足太阴经的交会穴）

主治：①腰腿痛、下肢痿痹、半身不遂。②风疹。

考点 66 ★★★　阳陵泉（合穴，胆之下合穴，八会穴之筋会）

主治：①黄疸、胁痛、口苦、呕吐等胆腑病证。②膝髌肿痛、下肢痿痹、肩痛等筋病。③小儿惊风。

考点 67 ★★★　悬钟（八会穴之髓会）

主治：①中风、颈椎病、腰椎病等骨、髓病。②颈项强痛，偏头痛，咽喉肿痛。

③胸胁胀痛。④下肢痿痹，脚气。

考点 68 ★★　丘墟（原穴）

主治：①偏头痛，胸胁胀痛。②下肢痿痹，外踝肿痛，足下垂，脚气。③疟疾。

考点 69 ★★★ 太冲（输穴，原穴）

主治：①中风、癫狂痫、头痛、眩晕、口眼㖞斜、小儿惊风等内风所致病证。②目赤肿痛、口㖞、青盲、咽喉干痛、耳鸣、耳聋等头面五官热性病证。③月经不调、崩漏、痛经、难产等妇科病证。④黄疸、胁痛、腹胀、呕逆等肝胃病证。⑤下肢痿痹，足跗肿痛。

考点 70 ★★ 蠡沟（络穴）

主治：①睾丸肿痛、阳强等男科病证。②月经不调、带下等妇科病证。③外阴瘙痒、小便不利、遗尿等前阴病证。④足胫疼痛。

考点 71 ★★ 期门（肝之募穴，足厥阴经与足太阴经的交会穴）

主治：①胸胁胀痛。②吐酸、呃逆、腹胀等肝胃病证。③郁病，奔豚气。④乳痈。

考点 72 ★★ 腰阳关

主治：①腰骶疼痛，下肢痿痹。②月经不调、带下等妇科病证。③遗精、阳痿等男科病证。

考点 73 ★★★ 命门

主治：①月经不调、带下、痛经、经闭、不孕等妇科病证。②遗精、阳痿、不育等男科病证。③五更泄泻、小便频数、癃闭等肾虚病证。④腰脊强痛，下肢痿痹。

考点 74 ★★★ 大椎（督脉与足三阳经的交会穴）

主治：①恶寒发热、疟疾等外感病证。②热病，骨蒸潮热。③咳嗽、气喘等肺气失于宣降证。④癫狂痫、小儿惊风等神志病证。⑤风疹、痤疮等皮肤疾病。⑥项强、脊痛等脊柱病证。

考点 75 ★★★　百会（督脉与足太阳经的交会穴）

主治：①晕厥、中风、失语、痴呆、癫狂、不寐、健忘等神志病证。②头风、颠顶痛、眩晕、耳鸣等头面病证。③脱肛、阴挺、胃下垂等气虚下陷证。

考点 76 ★★　神庭（督脉与足太阳、足阳明经的交会穴）

主治：①癫狂痫、失眠、惊悸等神志病证。②头痛、眩晕、目赤、目翳、鼻渊、鼻衄等头面五官病证。

考点 77 ★★★　水沟（督脉与手足阳明经的交会穴）

主治：①昏迷、晕厥、中风、中暑、脱证等急症，为急救要穴之一。②癔症、癫狂痫、急慢惊风等神志病证。③口㖞、面肿、鼻塞、牙关紧闭等头面五官病证。④闪挫腰痛，脊背强痛。

考点 78 ★★★　印堂

主治：①痴呆、痫病、不寐、健忘、小儿惊风等神志病证。②头痛、眩晕、鼻渊、鼻鼽、鼻衄等头面五官病证。③小儿惊风，产后血晕，子痫。

考点 79 ★★　中极（膀胱之募穴，任脉与足三阴经的交会穴）

主治：①遗尿、癃闭、尿频、尿急等泌尿系病证。②遗精、阳痿、不育等男科病证。③月经不调、崩漏、痛经、经闭、不孕、带下等妇科病证。

考点 80 ★★　关元（小肠之募穴，任脉与足三阴经的交会穴）

主治：①中风脱证、虚劳羸瘦、脱肛、阴挺等元气虚损所致病证。②遗精、阳痿、早泄、不育等男科病证。③崩漏、月经不调、痛经、闭经、不孕、带下病等妇科病证。④遗尿、癃闭、尿频、尿急等泌尿系病证。⑤腹痛、泄泻、脱肛、便血等肠腑病证。⑥保健要穴。

考点 81 ★★★　气海

主治：①中风脱证、虚劳羸瘦、脱肛、阴挺等气虚证。②遗精、阳痿、疝气、不育等男科病证。③崩漏、月经不调、痛经、经闭、不孕、带下等妇科病证。④遗尿、癃闭等泌尿系病证。⑤水谷不化、绕脐疼痛、便秘、泄泻等肠腑病证。⑥保健要穴。

考点 82 ★★　中脘（胃之募穴，八会穴之腑会，任脉与手少阳经、手太阳经、足阳明经的交会穴）

主治：①胃痛、呕吐、完谷不化、食欲不振、腹胀、泄泻、小儿疳积等脾胃病证。②癫痫、不寐等神志病。③黄疸。

考点 83 ★★　膻中（心包之募穴，八会穴之气会）

主治：①咳嗽、气喘、胸闷等胸中气机不畅病证。②心痛、心悸等心疾。③产后乳少、乳痈、乳癖等乳病。④呕吐、呃逆等胃气上逆证。

考点 84 ★★　天突（任脉与阴维脉的交会穴）

主治：①咳嗽、气喘、咽喉肿痛、胸痛等肺系病证。②暴喑、梅核气、瘿气等咽部病证。

考点 85 ★★★　四神聪

主治：①头痛，眩晕、健忘等头脑病证。②不寐、癫痫等神志病证。

考点 86 ★★　太阳

主治：①头痛。②目赤肿痛，眼睑瞤动，色盲。③面瘫。

考点 87 ★★　定喘

主治：①哮喘，咳嗽。②落枕，肩背痛。

考点 88 ★★★　夹脊

主治：上背部的夹脊穴治疗心肺及上肢病证，下背部的夹脊穴治疗胃肠病证，腰部的夹脊穴治疗腰腹及下肢病证。

考点 89 ★　腰痛点

主治：急性腰扭伤。

考点 90 ★★★　十宣

主治：①中风、昏迷、晕厥等神志病。②中暑、高热等急症。③咽喉肿痛。④手指麻木。

三、针灸异常情况处理

【试题内容】

口述题目要求的针灸异常情况的处理步骤和注意事项。

【典型样题】

弯针处理。

【参考答案】（5分）

1. 出现弯针后，不得再行提插、捻转等手法。
2. 根据弯针的程度、原因采取不同的处理方法：①若针柄轻微弯曲者,应慢慢将针起出。②若弯曲角度过大,应轻微摇动针体,并顺着针柄倾斜的方向将针退出。③若针体发生多个弯曲,应根据针柄的倾斜方向分段慢慢向外退出,切勿猛力外拔,以防造成断针。④若因患者体位改变所致者,应嘱患者慢慢恢复到原来体位,局部肌肉放松后再将针缓慢起出。

考点1★★ 皮肤灼伤及起疱的处理方法（拔罐、施灸）

处理要点：①局部出现小水疱,只要注意不擦破,可任其自然吸收。②如水疱较大,对局部皮肤严格消毒后,可用消毒的三棱针或粗毫针刺破水疱,放出水液,或用无菌的一次性注射器针抽出水液,再涂以烫伤油等,并以纱布包敷,每日更换药膏1次,直至结痂。注意不要擦破疱皮。③如用化脓灸者,在灸疮化脓期间,要注意适当休息,加强营养,保持局部清洁,并可用敷料保护灸疮,以防污染,待其自然愈合。④如处理不当,灸疮脓液呈黄绿色或有渗血现象,可用消炎药膏或玉红膏涂敷。

考点2★★ 患者精神紧张引起滞针的处理

因病人精神紧张,局部肌肉过度收缩所致滞针,应采用：①适当延长留针时间。②在滞针穴位附近运用循按法,或用弹柄法。③在附近再刺一针。

考点3★★ 捻转过度引起滞针的处理

因行针手法不当,单向捻转太过所致滞针,应采用：①向相反方向将针捻回。②配合弹柄法、刮柄法或循按法,促使肌纤维放松。

考点4★★★ 弯针处理

1.出现弯针后,不得再行提插、捻转等手法。

2. 根据弯针的程度、原因采取不同的处理方法：①若针柄轻微弯曲者，应慢慢将针起出。②若弯曲角度过大，应轻微摇动针体，并顺着针柄倾斜的方向将针退出。③若针体发生多个弯曲，应根据针柄的倾斜方向分段慢慢向外退出，切勿猛力外拔，以防造成断针。④若因患者体位改变所致者，应嘱患者慢慢恢复到原来体位，局部肌肉放松后再将针缓慢起出。

考点 5 ★★ 晕针处理

1. 立即停针、起针。立即停止针刺，并将已刺之针迅速全部起出。

2. 平卧、宽衣、保暖。将患者扶至空气流通之处，让患者头低脚高位平卧，松开衣带，且要注意保暖。

3. 症状轻者静卧休息，给予温开水或糖水，即可恢复。

4. 在上述处理的基础上，可针刺人中、素髎、内关、涌泉、足三里等穴，或温灸百会、气海、关元等。尤其是艾灸百会，对晕针有较好的疗效。可用艾条于百会穴上悬灸，至知觉恢复，症状消退。

5. 经以上处理，仍不省人事，呼吸细微，脉细弱者，要及时配合现代急救处理措施，如人工呼吸等。轻者，经前三个步骤处理即可渐渐恢复；重者，应及时进行后两个步骤。

考点 6 ★★★ 断针的处理

1. 嘱患者不要惊慌乱动，令其保持原有体位，以免针体向肌肉深层陷入。

2. 根据针体残端的位置采用不同的方法将针取出：①若针体残端尚有部分露在体外，可用手或镊子取出。②若残端与皮肤面相平或稍低，尚可见到残端时，可用手向下挤压针孔两旁皮肤,使残端露出体外,再用镊子取出。③若断针残端全部没入皮内,但距离皮下不远,而且断针下还有硬组织(如骨骼)时,可由针旁外面向下轻压皮肤,利用该组织将针顶出。④若断针下面为软组织,可将该部肌肉捏住,将断针残端向上托出。⑤断针完全陷没在皮肤之下,无法取出者,应在X线下定位,手术取出。⑥如果断针在重要脏器附近,或患者有不适感觉及功能障碍时,应立即采取外科手术方法处理。

考点7★★ 出针后血肿的处理

1. 微量的皮下出血,局部小块青紫时,一般不必处理,可待其自行消退。

2. 局部肿胀疼痛较剧,青紫面积大而且影响功能活动时,可先做冷敷止血,再做热敷或在局部轻轻揉按,以促使瘀血消散吸收。

考点8★★ 刺伤内脏造成创伤性气胸的处理(2020年新增考点)

1. 立即出针,并让患者采取半卧位休息,切勿翻转体位。

2. 安慰患者以消除其紧张恐惧心理。

3. 必要时请相关科室会诊。

4. 根据不同的病情程度采用不同的处理方法:①漏气量少者,可自行吸收。要密切观察病情,随时对症处理,酌情给予吸氧、镇咳、抗感染等治疗。②病情严重者,应及时组织抢救,可采用胸腔闭式引流排气等救治。

考点9★★ 刺伤除肺脏外其他内脏的处理(2020年新增考点)

1. 发现内脏损伤后,要立即出针。

2. 安慰患者以消除其紧张恐惧心理。

3. 必要时请相关科室会诊。

4. 根据病情程度不同采用不同的处理方法：①若损伤轻者，应卧床休息，一段时间后一般即可自愈。②若损伤较重，或有持续出血倾向者，应用止血药等对症处理，并密切观察病情及血压变化。③若损伤严重，出血较多，出现失血性休克时，则必须迅速进行输血等急救或外科手术治疗。

考点 10 ★★ 刺伤脑脊髓的处理（2020 年新增考点）

1. 发现有脑脊髓损伤时，应立即出针。

2. 安慰患者以消除其紧张恐惧心理。

3. 根据症状轻重不同采用不同的处理方法：①轻者，需安静休息，经过一段时间后，可自行恢复。②重者，请相关科室会诊及时救治。

考点 11 ★★ 刺伤神经干的处理（2020 年新增考点）

1. 立刻停止针刺，勿继续提插捻转，应缓慢轻柔出针。

2. 损伤严重者，可在相应经络腧穴上进行 B 族维生素类药物穴位注射，根据病情需要或可应用激素冲击疗法以对症治疗。

3. 可进行理疗、局部热敷或中药治疗等。

四、常见急症的针灸治疗

【试题内容】

口述题目要求的常见急症的针灸治疗的治法、主穴、配穴等内容。

【典型样题】

风寒阻络型落枕治法、取穴。

【参考答案】（5分）

治法：疏经活络，调和气血。

主穴：外劳宫、天柱、阿是穴。

风寒袭络配风池、合谷。

考点1★★　中风中脏腑的治法及取穴

治法：闭证，平肝息风，醒脑开窍，取督脉、手厥阴经穴和十二井穴为主。脱证，回阳固脱，以任脉经穴为主。

主穴：水沟、百会、内关。

配穴：闭证，十二井穴、太冲、合谷。脱证，关元、神阙、气海。

考点2★★　中风中经络治法、主穴

治法：疏通经络，醒脑调神，取督脉、手厥阴及足太阴经穴为主。

主穴：水沟、内关、三阴交、极泉、尺泽、委中。

考点3★★★　牙痛主穴，风火牙痛配穴

主穴：合谷、颊车、下关。

配穴：风火牙痛配外关、风池。

考点4★★　呕吐的取穴

主穴：中脘、胃俞、足三里、内关。

配穴：寒邪客胃配上脘、公孙，热邪内蕴配商阳、内庭、金津、玉液，饮食停滞配梁门、天枢，肝气犯胃配肝俞、太冲。

考点 5 ★★　痛经的取穴

主穴：中极、次髎、地机、三阴交、十七椎。

配穴：气滞血瘀配太冲、血海，寒凝血瘀配关元、归来。

考点 6 ★　气滞血瘀型落枕的治法、取穴

治法：疏经活络，调和气血，取局部阿是穴和手太阳、足少阳经穴为主。

主穴：外劳宫、天柱、阿是穴。

配穴：气滞血瘀配内关、合谷。

考点 7 ★★　风寒阻络型落枕的治法、取穴

治法：疏经活络，调和气血，取局部阿是穴和手太阳、足少阳经穴为主。

主穴：外劳宫、天柱、阿是穴。

配穴：风寒袭络配风池、合谷。

考点 8 ★★　偏头痛的治法、取穴

治法：疏泄肝胆，通经止痛，取手足少阳、足厥阴经穴以及局部穴为主。

主穴：率谷、阿是穴、风池、外关、足临泣、太冲。

配穴：肝阳上亢配百会、行间。痰湿偏盛配中脘、丰隆。瘀血阻络配血海、膈俞。

考点 9 ★★　晕厥虚证的取穴

主穴：水沟、百会、内关、涌泉。

配穴：虚证配气海、关元。

考点 10 ★　抽搐的治法、主穴，伴发热、神昏的配穴

治法：息风止痉，清热开窍，取督脉、手足厥阴经穴为主。

主穴:水沟、内关、合谷、太冲、阳陵泉。
配穴:热极生风配曲池、大椎。神昏不醒配十宣、涌泉。

考点 11 ★ 急性腰扭伤的主穴及远端配穴

腰部取阿是穴、大肠俞、腰痛点、委中。
督脉病证配水沟或后溪,足太阳经筋病证配昆仑或后溪,手阳明经筋病证配手三里或三间。

考点 12 ★★ 风热哮喘的治法、主穴

治法:祛邪肃肺,化痰平喘,取手太阴经穴及相应背俞穴为主。
主穴:列缺、尺泽、肺俞、中府、定喘。

考点 13 ★ 急性腕扭伤的治法、取穴

治法:祛瘀消肿,舒筋通络,取扭伤局部腧穴为主。
腕部取阿是穴、阳溪、阳池、阳谷。

考点 14 ★★ 肾绞痛的取穴和操作

主穴:肾俞、膀胱俞、中极、三阴交、京门。
配穴:下焦湿热配委阳、阴陵泉,肾气不足配水分、关元。
操作:毫针泻法。

考点 15 ★★ 胆绞痛的取穴

主穴:胆囊穴、阳陵泉、胆俞、日月。
配穴:肝胆气滞配太冲、丘墟,肝胆湿热配行间、阴陵泉。

考点 16 ★★ 胆道蛔虫证的取穴

主穴:胆囊穴、阳陵泉、胆俞、日月。

配穴：蛔虫妄动配迎香透四白。

考点17 ★★ 心悸的针灸治疗（2020年新增考点）

治法：宁心安神，定悸止惊。取手少阴、手厥阴经穴及相应脏腑俞募穴为主。

主穴：内关、神门、郄门、心俞、巨阙。

配穴：阴虚火旺配太溪、肾俞；痰火扰心配尺泽、丰隆；水气凌心配气海、阴陵泉；心脉瘀阻配膻中、膈俞。易惊配大陵；浮肿配水分。

第三站 ▶ 西医相关模块

第三站 西医相关模块

西医相关模块考试内容分值比例分布

具有规定学历人员（中医执业、助理）				师承或确有专长人员（中医执业、助理）			
考试内容	考试分数	考试方法	考试时间	考试内容	考试分数	考试方法	考试时间
体格检查	10	实际操作	20分钟	体格检查	10	实际操作	20分钟
西医操作	10			西医操作	10		
西医临床答辩	5	现场口述		西医临床答辩	5	现场口述	

考试模块一　体格检查

【试题内容】

演示或叙述西医体格检查的具体操作方法。

本类考题每份试卷1道，每题分值为10分，共10分。

【典型样题】

霍夫曼征。

【参考答案】（10分）

检查者用左手托住被检者腕部，用右手食指和中指夹持被检者中指，稍向上提，使其腕部处于轻度过伸位，用拇指快速弹刮被检者中指指甲，引起其余四指掌屈反应为阳性。

一、全身状态检查

考点★★★　汞柱式血压计测量

1. 直接测量法　仅适用于危重和大手术的患者。

2. 间接测量法　被检查者安静休息至少5分钟，采取坐位或仰卧位，裸露右上臂，伸直并外展45°，肘部置于与右心房同一水平（坐位平第4肋软骨，仰卧位平腋中线），让受检者脱下该侧衣袖，露出手臂，将袖带平展地缚于上臂，袖带下缘距肘窝横纹2～3cm，松紧适宜，检查者先于肘窝处触知肱动脉搏动，一手将听诊器体件置于肱动脉上，轻压听诊器体件，另一手执橡皮球，旋紧气囊旋钮向袖带内边充气边听诊，待动脉音消失，再将汞柱升高20～30mmHg，开始缓慢（2～6mmHg/s）放气，听到第一个声音时所示的压力值是收缩压，继续放气，声音消失时血压计上所示的压力值是舒张压（个别声音不消失者，可采用变音值作为舒张压并加以注明），测压时双眼平视汞柱表面，根据听诊结果读出血压值。间隔1～2分钟重复测量，取2次读数的平均值。血压测量完毕后将袖带解下、排气，平整地放入血压计盒内，将血压计汞柱向右侧倾斜45°，使管中水银完全进入水银槽后，关闭汞柱开关和血压计。

二、浅表淋巴结检查

考点1★★ 锁骨上窝淋巴结触诊

检查锁骨上窝淋巴结时，检查者面对患者（可取坐位或仰卧位），用右手检查患者的左锁骨上窝，用左手检查其右锁骨上窝，检查时将食指与中指屈曲并拢，在锁骨上窝进行触诊，并深入锁骨后深部。

考点2★★★ 浅表淋巴结触诊

检查浅表淋巴结时，应按一定的顺序进行，依次为：耳前、耳后、乳突区、枕骨下区、颌下、颏下、颈后三角、颈前三角、锁骨上窝、腋窝、滑车上、腹股沟、腘窝等，检查时如发现有肿大的淋巴结，应记录其数目、大小、质地、移动度，表面是否光滑，有无红肿、压痛、粘连和波动,是否有瘢痕、溃疡和瘘管等。

考点3 ★　腋窝淋巴结触诊

检查右腋窝淋巴结时,检查者右手握被检查者右手,向上屈肘外展抬高约45°,左手并拢,掌面贴近胸壁向上逐渐达腋窝顶部滑动触诊,然后依次触诊腋窝后壁、外侧壁、前壁和内侧壁,触诊腋窝后壁时应在腋窝后壁肌群仔细触诊,触诊腋窝外侧壁时应将患者上臂下垂,检查腋窝前壁时应在胸大肌深面仔细触诊,检查腋窝内侧壁时应在腋窝近肋骨和前锯肌处进行触诊。用同样方法检查左侧腋窝淋巴结。

考点4 ★★　下颌淋巴结触诊

检查左颌下淋巴结时,将左手置于被检查者头顶,使头微向左前倾斜,右手四指并拢,屈曲掌指及指间关节,沿下颌骨内缘向上滑动触摸,检查右侧时,两手换位,让被检查者向右前倾斜。

三、眼的检查

考点★★★　对光反射

用手电筒照射瞳孔,观察其前后的反应变化,正常人受照射光刺激后,双侧瞳孔立即缩小,移开照射光后双侧瞳孔随即复原,对光反射分为:①直接对光反射,即电筒光直接照射一侧瞳孔,该侧瞳孔立即缩小,移开光线后瞳孔迅速复原。②间接对光反射,即用手隔开双眼,电筒光照射一侧瞳孔后,另一侧瞳孔也立即缩小,移开光线后瞳孔迅速复原。

四、咽部、扁桃体检查

考点★★　口咽部检查

嘱被检查者头稍向后仰,口张大并拉长发"啊"声,医师用压舌板在舌的前2/3与后1/3交界处迅速下压舌体,此时软腭上抬,在照明下可见口咽组织,检查时注意咽后壁有无充血、水肿,扁桃体有无肿大。

五、鼻窦检查

考点★★　鼻窦压痛检查

检查额窦压痛时,一手固定被检查者枕部,另一手拇指置于眼眶上缘内侧,用力向后上方按压,两侧分别进行;或双手固定于被检查者双侧耳后,双手拇指分别置于两侧眼眶上缘内侧,向后上方按压。检查上颌窦压痛时,双手拇指置于被检查者颧部,其余手指分别置于被检查者的两侧耳后,固定其头部,双拇指向后方按压。检查筛窦压痛时,双手固定于被检查者两侧耳后,双拇指分别置于鼻根部与眼内眦之间,向后方按压。蝶窦因位置较深,不能在体表进行检查。

六、颈部检查

考点1★★★　甲状腺触诊(前位、后位)

前位触诊:①嘱被检查者取坐位,检查者位于被检查者前面。②检查甲状腺峡部时,用拇指从胸骨上切迹向上触摸,可感到气管前软组织,判断有无增厚,配合吞咽动作,判断有无肿大或肿块。③触摸甲状腺侧叶时,一手拇指施压于一侧甲状软骨,将气管推向对侧,另一手食指、中指在对侧胸锁乳突肌后缘向前推挤甲状腺侧叶,拇指在胸锁乳突肌前缘触诊甲状腺,配合吞咽动作,重复检查。用同样方法检查另一侧甲状腺。

后位触诊:①嘱被检查者取坐位,检查者位于被检查者身后,将双手拇指放在检查者颈后,其余四指触摸甲状软骨两侧。②触摸甲状腺峡部时,用食指从胸骨上切迹向上触摸,可感到气管前软组织,判断有无增厚,配合吞咽动作,判断有无肿大或肿块。③触摸甲状腺侧叶时,一手食指、中指施压于一侧甲状软骨,将气管推向对侧,另一手拇指在对侧胸锁乳突肌后缘向前推挤甲状腺,食指、中指在其前缘触诊甲状腺,配合吞咽动作,重复检查。用同样方法检查另一侧甲状腺。

考点2 ★★　甲状腺肿大分度

不能看出肿大但能触及者为Ⅰ度,既可看出肿大又能触及,但在胸锁乳突肌以内者为Ⅱ度,肿大超出胸锁乳突肌外缘者为Ⅲ度。

考点3 ★★★　气管定位

让被检查者取坐位或仰卧位,头颈部保持自然正中位置,医师分别将右手的食指和无名指置于两侧胸锁关节上,中指在胸骨上切迹部位置于气管正中,观察中指是否在食指和无名指的中间,如中指与食指、无名指的距离不等,则表示有气管移位,也可将中指置于气管与两侧胸锁乳突肌之间的间隙内,根据两侧间隙是否相等来判断气管有无移位。

七、胸廓、胸壁与乳房检查

考点★ 乳房触诊

被检查者取坐位,先两臂下垂,然后双臂高举超过头部或双手叉腰再进行检查。检查时,先检查健侧乳房,再检查患侧。检查者以并拢的手指掌面略施压力,以旋转或来回滑动的方式进行触诊,切忌用手指将乳房提起来触摸。检查按外上、外下、内下、内上、中央(乳头、乳晕)的顺序进行,然后检查腋窝,锁骨上、下窝等处淋巴结。

八、肺和胸膜检查

考点1★★ 胸廓扩张度

检查前胸时,被检查者采取坐位或仰卧位。检查者两手掌置于被检查者胸廓前下部的对称部位,左右拇指分别沿两侧肋缘指向剑突,拇指尖在前正中线两侧对称部位,而手掌和伸展的手指置于前侧胸壁,嘱被检查者进行深呼吸运动,观察比较两手的动度是否一致。

检查背部时,被检查者取坐位。将两手掌面平置于肩胛下区对称部位,拇指在后正中线对称部位,并将两侧皮肤向中线轻推,其余四指并拢紧贴于后胸廓两侧,同样嘱被检者进行深呼吸运动,观察两侧的呼吸动度是否一致。正常人两侧呼吸动度相等,发生病变时可见一侧或局部胸廓扩张度减弱,而对侧或其他部位动度增强。

考点2★★★ 语音震颤(语颤)

检查者将两手掌或手掌尺侧缘平置于被检查者胸壁的对称部位,嘱其用同样强度重复拉长音发"yi"音,自上而下，从内到外，两手交叉，比较两侧相同部位语颤是否相同，注意有无增强或减弱。

考点3★★★　肺部听诊

1. 呼吸音。
2. 啰音。
3. 胸膜摩擦音。
4. 听觉语音。

考点4★★　胸部叩诊方法

胸部叩诊采用间接叩诊法。被检者可取坐位或仰卧位，放松肌肉，呼吸均匀。首先叩诊前胸，由锁骨上窝开始，然后沿锁骨中线、腋前线自第1肋间隙从上至下逐一肋间进行叩诊；其次叩诊侧胸，嘱被检者两臂抱起置于头上，自腋窝开始沿腋中线、腋后线向下叩诊至肋缘；最后叩诊背部，嘱被检者稍低头，身体稍向前倾，双手交叉抱肘，尽可能使肩胛骨移向前方，自肺尖开始沿肩胛线逐一肋间向下叩诊。叩诊时应左右、上下、前后进行对比，并注意叩诊音的变化。

九、心脏检查

考点1★★★　心脏瓣膜听诊区

1. 二尖瓣区　位于心尖搏动最强处，又称心尖区。

2. 主动脉瓣区

（1）主动脉瓣区　位于胸骨右缘第2肋间，主动脉瓣狭窄时的收缩期杂音在此区最响。

（2）主动脉瓣第二听诊区　位于胸骨左缘第3、4肋间，主动脉瓣关闭不全时的舒张期杂音在此区最响。

3. 肺动脉瓣区 在胸骨左缘第 2 肋间隙。

4. 三尖瓣区 位于胸骨下端左缘,即胸骨左缘第 4、5 肋间处。

考点 2 ★★★ 心脏的触诊

1. 触诊方法 先用右手全手掌置于心前区,然后用手掌尺侧(小鱼际)或食指和中指指腹并拢进行局部触诊,必要时也可用单指指腹触诊。

2. 触诊内容
(1)心尖搏动。
(2)震颤。

考点 3 ★ 心脏叩诊

1. 叩诊方法 被检者取仰卧位时,检查者立于被检者右侧,左手叩诊板指与肋间平行。被检者取坐位时,宜保持上半身直立姿势,平稳呼吸,检查者面对被检者,左手叩诊板指一般与肋间垂直。通常左侧心浊音界采取轻叩诊法,而右侧宜使用较重的叩诊法,以听到叩诊音由清变浊来确定心浊音界。

2. 叩诊顺序 先叩左界,从心尖搏动最强点外 2~3cm 处开始,沿肋间由外向内,叩诊音由清变浊时翻转板指,在板指中点相应的胸壁处用标记笔作一标记。如此自下而上,叩至第二肋间,分别标记。然后叩右界,先沿右锁骨中线,自上而下,叩诊音由清变浊时为肝上界。然后,于其上一肋间(一般为第四肋间)由外向内叩出浊音点,继续向上,分别于第三、第二肋间叩出浊音点,并标记。用直尺测量左锁骨中线与前正中线间的垂直距离,以及左右心界各标记的浊音点距前正中线的垂直距离,并记录。

十、腹部检查

考点1★★　肾脏叩击痛

正常时肾区无叩击痛,检查时,被检者取坐位或侧卧位,医师将左手掌平放于患者肾区(肋脊角处),右手握拳用轻到中等力量叩击左手背部,肾区叩击痛见于肾炎、肾盂肾炎、肾结石、肾周围炎及肾结核等。

考点2★★★　墨菲征

正常胆囊不能触及。急性胆囊炎时胆囊肿大未到肋缘以下,医师将左手掌平放于患者右胸下部,以左手拇指指腹用适度压力钩压右肋缘下腹直肌外缘处,然后嘱患者缓慢深吸气。此时发炎的胆囊下移时碰到用力按压的拇指引起疼痛,患者因疼痛而突然屏气,这一现象称为墨菲征阳性,又称胆囊触痛征。

考点3★★★　振水音

被检者取仰卧位,医师用耳凑近被检者上腹部或将听诊器体件放于此处,然后用稍弯曲的手指以冲击触诊法连续迅速冲击其上腹部,如听到胃内液体与气体相撞击的声音,称为振水音。也可用双手左右摇晃患者上腹部以闻及振水音。正常人餐后或饮入多量液体时,上腹部可出现振水音,但若在空腹或餐后6～8小时以上仍有此音,则提示胃内有液体潴留,见于胃扩张、幽门梗阻及胃液分泌过多等。

考点4★★★　液波震颤

用于3000～4000mL以上腹水的检查。检查时患者平卧,医师以一手掌面贴于患者一侧腹壁,另一手四指并拢屈曲，用指端迅速冲击患者另一侧腹壁，如腹腔内有大量液体存在，则贴于腹壁的手掌有被液体波动冲击的感觉，即液波震颤（波动感）。为防止腹壁本身震动传至对侧，可让另一人将手掌尺侧缘压于脐部腹中线上即可阻止腹壁震动的传导。

考点5 ★ 单手肝脏触诊

检查时被检者取仰卧位，双腿稍屈曲，使腹壁松弛，医师位于被检者右侧，将右手掌平放于被检者右侧腹壁上，腕关节自然伸直，四指并拢，掌指关节伸直，以食指前端的桡侧或食指与中指指端对着肋缘，自髂前上棘连线水平，分别沿右锁骨中线、前正中线自下而上触诊。被检者吸气时，右手随腹壁隆起抬高，但上抬速度要慢于腹壁的隆起，并向季肋缘方向触探肝缘。呼气时，腹壁松弛并下陷，触诊手应及时向腹深部按压，如肝脏肿大，则可触及肝下缘从手指端滑过。若未触及，则反复进行，直至触及肝脏或肋缘。

考点6 ★★★ 双手肝脏触诊

检查时被检者取仰卧位，双腿稍屈曲，使腹壁松弛，医师位于被检者右侧，用左手手托住被检者右后腰，左手拇指张开置于右肋缘，右手方法不变。如遇腹水患者，可用沉浮触诊法，在腹部某处触及肝下缘后，应自该处起向两侧延伸触诊，以了解整个肝脏和全部肝下缘的情况。

考点7 ★★★ 肝脏叩诊

肝脏叩诊时用间接叩诊法，被检者取仰卧位。叩诊定肝上界时，一般是沿右锁骨中线、右腋中线和右肩胛线，由肺区往下叩向腹部，当清音转为浊音时，即为肝上界，此处相当于被肺遮盖的肝顶部，故又称肝相对浊音界；再往下叩 1～2 肋间，由浊音转为实音时，此处肝脏不被肺遮盖，直接贴近胸壁，称肝绝对浊音界。定肝下界时，由腹部鼓音区沿右锁骨中线或前正中线向上叩，当鼓音转为浊音处即是。体形匀称型者，正常肝上界在右锁骨中线上第 5 肋间，下界位于右季肋下缘，两者之间的距离为肝上下径，为 9～11cm；在右腋中线上，肝上界在第 7 肋间，下界相当于第 10 肋骨水平；在右肩胛线上，肝上界为第 10 肋间，下界不易叩出。瘦长型者肝上下界均可低一个肋间，矮胖型者则可高一个肋间。

考点 8 ★★★　脾脏触诊

脾脏明显肿大而位置较表浅时，用单手浅部触诊即可触及。如肿大的脾脏位置较深，则用双手触诊法进行检查。被检者取仰卧位，双腿稍屈曲，医师位于被检查者右侧，将左手绕过被检者腹部前方，手掌置于其左腰部第 9～11 肋处，将脾从后向前托起。右手掌平放于脐部，与左肋弓成垂直方向，随被检者腹式呼吸运动，由下向上逐渐移近左肋弓，直到触及脾缘或左肋缘为止。脾脏轻度肿大而仰卧位不易触及时，可嘱被检者改为右侧卧位，右下肢伸直，左下肢屈髋、屈膝，用双手触诊较易触及。触及脾脏后应注意其大小、质地、表面形态、有无压痛及摩擦感等。

考点 9 ★★　脾肿大的测量

当轻度脾肿大时只作甲乙线测量，甲点为左锁骨中线与左肋缘交点，乙点为脾脏在左锁骨中线延长线上的最下缘，两点间的距离以厘米（cm）表示。脾脏明显肿大时，应加测甲丙线和丁戊线。甲丙线为左锁骨中线与左肋缘交点至最远脾尖（丙点）之间的距离。丁戊线为脾右缘

（丁点）到前正中线的距离。如脾肿大向右未超过前正中线，测量脾右缘至前正中线的最短距离以"−"表示；超过前正中线则测量脾右缘至前正中线的最大距离，以"+"表示。

考点 10 ★★★　移动性浊音

当腹腔内有较多游离液体（在 1000mL 以上）时，如患者仰卧位，液体因重力作用多积聚于腹腔低处，含气的肠管漂浮其上，故叩诊腹中部呈鼓音，腹部两侧呈浊音；检查者自腹中部脐水平面开始向患者左侧叩诊，由鼓音变为浊音时，板指固定不动，嘱患者右侧卧位，再度叩诊，如呈鼓音，表明浊音移动。同样方法向右侧叩诊，叩得浊音后嘱患者左侧卧位，核实浊音是否移动。这种因体位不同而出现浊音区变动的现象，称移动性浊音。

考点 11 ★★　腹部压痛反跳痛检查

触诊时，由浅入深进行按压，如发生疼痛，称为压痛，在检查到压痛后，手指稍停片刻，使压痛感趋于稳定，然后将手突然抬起，此时如患者感觉腹痛骤然加剧，并有痛苦表情，称为反跳痛。

考点 12 ★★　阑尾点与胆囊点

阑尾点：又称麦氏点，位于右髂前上棘与脐连线外 1/3 与中 1/3 交界处，阑尾病变时此处有压痛。胆囊点：位于右侧腹直肌外缘与肋弓交界处，胆囊病变时此处有明显压痛。结合压痛与反跳痛内容复习。

考点 13 ★★★　腹壁静脉曲张血流方向的检查

腹壁静脉血流方向的判断方法：选择一段没有分支的腹壁静脉，检查者食指和中指并拢压在该段静脉上，一指固定,另一手指紧压静脉向外滑动,挤出静脉内血液后放松该手指,观察静脉是否立刻充盈,如迅速充盈,则血流方向是从放松的一端流向固定手指的一端,再用同法放松另一手指,即可判断出血流方向。

十一、脊柱、四肢检查

考点1★ 脊柱的检查

检查脊柱时,被检者取立位或坐位,上身保持直立,双手自然下垂,按视、触、叩的顺序检查,内容包括脊柱的弯曲度、活动度、压痛与叩击痛。

考点2★ 脊椎活动度

检查颈段或腰段活动时,固定被检查者的双肩或骨盆,让其颈部或腰部做前屈、后伸、侧弯、旋转等动作,观察脊柱的活动情况及有无变形,对脊柱外伤者或可疑骨折或关节脱位者,要避免脊柱活动,防止损伤脊髓。

	前屈	后伸	左右侧弯	旋转度(一侧)
颈椎	35°～45°	35°～45°	45°	60°～80°
胸椎	30°	20°	20°	35°
腰椎	90°	30°	20°～30°	30°

考点3★★★ 脊柱弯曲度检查

1.脊柱前后凸 嘱被检查者取立位,侧面观察脊柱各部形态,了解有无前后凸畸形。正常人直立时,脊柱有四个生理弯曲。从侧面观察,颈段稍前凸,胸段稍后凸,腰椎明显前凸,骶椎明显后凸。

2. 脊柱侧弯度 嘱被检者取立位或坐位,从后面观察脊柱有无侧弯。轻度侧弯时,检查者用食、中指或拇指沿脊椎的棘突以适当的压力由上向下划压,致使被压处皮肤出现一条红色压痕,以此痕为标准,观察脊柱有无侧弯(正常人脊柱无侧弯)。

考点4★★★ 脊柱压痛检查

检查脊柱有无压痛时,嘱被检者取端坐位,身体稍向前倾。医师以右手拇指从枕骨粗隆开始自上而下逐个按压脊椎棘突及椎旁肌肉,正常时每个棘突及椎旁肌肉均无压痛。

考点5★★ 脊柱叩击痛检查

检查叩击痛时,嘱被检查者取坐位,检查者可用中指或叩诊锤垂直叩击胸、腰椎棘突(颈椎位置深,一般不用此法),也可采用间接叩击法,具体方法是:检查者将左手掌置于被检者头部,右手半握拳,以小鱼际肌部位叩击左手背,了解检查者脊柱各部位有无疼痛。

十二、神经系统检查

考点1★★★ 脑膜刺激征

1. 颈强直。
2. 凯尔尼格征。
3. 布鲁津斯基征。

考点2★★ 颈强直

被检者去枕仰卧,下肢伸直,检查者左手托其枕部,右手置于胸前做被动屈颈动作,正常时下颏可贴近前胸,如下颏不能贴近前胸且检查者感到有抵抗感,被检者感颈后疼痛为阳性。

考点3 ★★★　凯尔尼格征

被检者仰卧,一腿伸直,检查者将另一下肢先屈髋、屈膝成直角,然后抬小腿伸直其膝部,正常人膝关节可伸达135°以上,如小于135°时就出现抵抗,且伴有疼痛及屈肌痉挛为阳性。

考点4 ★★★　布鲁津斯基征

被检者仰卧,双下肢自然伸直,检查者左手托患者枕部,右手置于患者胸前,使颈部前屈,如两膝关节和髋关节同时屈曲为阳性。

考点5 ★★★　拉塞格征

被检者取仰卧位,两下肢伸直,检查者一手压在被检者一侧膝关节上,使下肢保持伸直,另一手托其足跟将该下肢抬起,正常可抬高70°以上,如抬高不到30°即出现由上而下的放射性疼痛为阳性。

考点6 ★★★　霍夫曼征

检查者用左手托住被检者腕部,用右手食指和中指夹持被检者中指,稍向上提,使其腕部处于轻度过伸位,用拇指快速弹刮被检者中指指甲,引起其余四指掌屈反应为阳性。

考点7 ★★★　膝反射

被检查者取坐位,小腿完全松弛下垂,或让被检查者取仰卧位,医师在其腘窝处托起下肢,使髋、膝关节屈曲,右手用叩诊锤叩击髌骨下方之股四头肌腱,正常反应为股四头肌收缩,小腿伸展,反射中枢在腰髓2～4节。

考点 8 ★★★　巴宾斯基征

嘱被检者仰卧，下肢伸直，左手握其踝部，右手用钝尖物沿足底外侧从后向前划至小趾根部，再转向拇趾侧。正常出现足趾向跖面屈曲，称巴宾斯基征阴性。如出现拇趾背伸，其余四趾呈扇形展开，称巴宾斯基征阳性。

考点 9 ★★★　跟腱反射

被检查者仰卧，下肢外旋外展，髋、膝关节稍屈曲，医师左手将被检查者足部背屈成直角，右手用叩诊锤叩击跟腱。正常为腓肠肌收缩，出现足向跖面屈曲，反射中枢在骶髓 1～2 节。

考点 10 ★★　腹壁反射

嘱被检查者仰卧，两下肢稍屈曲，腹壁放松，医师用钝头竹签分别沿肋缘下（胸髓 7～8 节）、脐水平（胸髓 9～10 节）及腹股沟上（胸髓 11～12 节）的方向，由外向内轻划两侧腹壁皮肤（即上、中、下腹壁反射），正常反应为受刺激部位出现腹肌收缩。

考点 11 ★　查多克征检查

检查者用钝尖物，在被检者足背外侧由后向前划至跖趾关节处，阳性表现同巴宾斯基征。

考点 12 ★★　髌阵挛

被检者取仰卧位，下肢伸直，检查者用拇指与食指持住髌骨上缘，用力向下快速推动数次，保持一定的推力，阳性反应为股四头肌节律性收缩使髌骨上下运动。

考点 13 ★★　踝阵挛

被检者取仰卧位，检查者用左手托住腘窝，使髋、膝关节稍屈曲,右手持其足掌前端,迅速用力将其足推向背屈,并保持适度的推力,阳性表现为该足出现节律性、连续性的屈伸运动,由腓肠肌收缩所致。

考点 14 ★★★　肱二头肌反射

医师以左手托扶被检查者屈曲的肘部,将拇指置于肱二头肌腱上,右手用叩诊锤叩击左手拇指指甲,正常时肱二头肌收缩,前臂快速屈曲,反射中枢在颈髓 5~6 节。

考点 15 ★★★　肱三头肌反射

嘱被检者半屈肘关节,上臂稍外展,医师用左手托其肘部,右手用叩诊锤直接叩击尺骨鹰嘴突上方的肱三头肌腱附着处,正常时肱三头肌收缩,出现前臂伸展,反射中枢为颈髓 6~7 节。

第三站 西医相关模块

考试模块二　西医操作

【试题内容】

无菌操作、基本心肺复苏术等常用西医基本操作技能。

本类考题每份试卷1道，每题分值为10分，共10分。

【典型样题】

演示洗手的全过程。

【参考答案】（10分）

1. 用流动水冲洗双手、前臂和上臂下1/3。

2. 取适量抗菌洗手液（约3mL）涂满双手、前臂、上臂至肘关节以上10cm处，按七步洗手法清洗双手、前臂至肘关节以上10cm处。七步洗手法：手掌相对→手掌对手背→双手十指交叉→双手互握→揉搓拇指→指尖→手腕、前臂至肘关节以上10cm处。两侧在同一水平交替上升，不得回搓。

3. 用流动水冲洗清洗剂，水从指尖到双手、前臂、上臂，使水从肘下流走，沿一个方向冲洗，不可让水倒流，彻底冲洗干净。

4. 冉取适量抗菌洗手液（约3mL）揉搓双手，按照七步洗手法第二次清洗双手及前臂至肘关节以上10cm。

5.用流动水冲洗清洗剂,水从指尖到双手、前臂、上臂,使水从肘下流走,沿一个方向冲洗,不可让水倒流,彻底冲洗干净。

6.抓取无菌小毛巾中心部位,先擦干双手,然后将无菌小毛巾对折呈三角形,底边置于腕部,直角部位向指端,以另手拉住两侧对角,边转动边顺势向上移动至肘关节以上10cm处,擦干经过部位水迹,不得回擦;翻转毛巾,用毛巾的另一面以相同方法擦干另一手臂,操作完毕将擦手巾弃于指定容器内。

7.保持手指朝上,将双手悬空举在胸前,自然晾干手及手臂。

考点1★★★ 戴无菌手套

1.选取合适的操作空间,确保戴无菌手套过程中不会因为手套放置不当或空间不足而发生污染事件。

2.撕开无菌手套外包装,取出内包装平放在操作台上。

3.一手捏住两只手套翻折部分,提出手套,适当调整使两只手套拇指相对并对齐。

4.右手(或左手)手指并拢插入对应的手套内,然后适当张开手指伸入对应的指套内,再用戴好手套的右手(或左手)的2~5指插入左手(或右手)手套的翻折部内,用相同的方法将左手(或右手)插入手套内,并使各手指到位。

5.分别将手套翻折部分翻回盖住手术衣袖口。

6.在手术或操作开始前,应将双手举于胸前,严禁碰触任何物品而发生污染事件。

考点2 ★★★ 穿非一次性隔离衣（感染区）

1. 戴好帽子及口罩，取下手表，卷袖过肘，洗手。
2. 手持衣领取下隔离衣，清洁面（内侧面）朝自己，将衣领两端向外平齐对折，对齐肩缝，露出两侧袖子内口。
3. 右手持衣领，左手伸入袖内，右手将衣领向上拉，使左手伸出袖口。
4. 换左手持衣领，右手伸入袖内，左手将衣领向上拉，使右手伸出袖口。
5. 两手持衣领，由领子中央顺着边缘向后将领子整理好并扣好领扣，再分别扎好袖口或系好袖口扣子（此时手已污染），松腰带活结。
6. 将隔离衣一边约在腰下5cm处渐向前拉，直到见边缘后捏住；同法捏住另一侧边缘的相同部位，注意手勿触及衣内面。然后双手在背后将边缘对齐，向一侧折叠，将后背完全包裹。一手按住折叠处，另一手将腰带拉至背后压住折叠处，将腰带在背后交叉，绕回到前面系好。

考点3 ★★★ 脱非一次性隔离衣（感染区）

1. 解开腰带，在前面打一活结收起腰带。
2. 分别解开两袖口，抓起肘部的衣袖将部分袖子向上向内套塞入袖内，暴露出双手及手腕部，然后清洗、消毒双手。
3. 消毒清洗双手后，解开领扣，右手伸入左手腕部衣袖内，抓住衣袖内面将衣袖拉下，用遮盖着衣袖的左手握住右手隔离衣袖子的外面，将右侧袖子拉下，双手转换渐从袖管中退出。
4. 用左手自隔离衣内面抓住肩缝处协助将右手退出，再用右手抓住衣领外面，协助脱出左手。

5. 左手握住领子,右手将隔离衣两边对齐,用夹子夹住衣领挂在衣钩上。

6. 若挂在半污染区,隔离衣的清洁面(内面)向外;挂在污染区,则污染面(正面)朝外。

考点4 ★ 穿一次性隔离衣(感染区)(2020年新增考点)

1. 戴好帽子及口罩,取下手表,卷袖过肘,洗手。

2. 打开一次性隔离衣外包装,取出隔离衣。

3. 选择不会碰触到周围物品发生污染的较大的空间,将隔离衣完全抖开。

4. 抓住衣领部位分别将手插进两侧衣袖内,露出双手,整理隔离衣后先系好领部系带,然后将隔离衣两侧边襟互相叠压,自上而下分别系好后背的系带。

5. 双手拎住两侧腰部系带在后背交叉,绕回到前面系好。

考点5 ★ 脱一次性隔离衣(感染区)(2020年新增考点)

1. 解开腰带,在前面将腰带打结收起。

2. 抓起肘部的衣袖将部分袖子向上向内套塞入袖内,暴露出双手及手腕部,清洗、消毒双手。

3. 消毒双手后,解开领扣,右手伸入左手腕部的衣袖内,抓住衣袖内面将衣袖拉下。用遮盖着衣袖的左手抓右手隔离衣袖的外面,将右侧衣袖拉下,使双手从袖管中退出。

4. 用左手自隔离衣内面抓住肩缝处协助将右手退出,再用右手抓住衣领外面,协助将左手退出。

5. 脱下隔离衣后将隔离衣污染面(正面)向内折叠打卷后,掷于指定的污物桶内。

考点6 ★★★ 伤口换药

1. 操作前准备

（1）清洗双手，戴好帽子、口罩。

（2）核对患者信息，复习病历，明确诊断与换药的目的。

（3）与患者进行床边交流，告知操作的目的，取得患者配合。

（4）根据操作目的及前次换药记录准备换药物品，严禁中断操作过程进行物品补充。

（5）特殊伤口在不增加痛苦的前提下，可事先查验伤口，以便根据需要另备物品。

2. 换药步骤

（1）根据病情及换药需要，给患者取恰当的体位，要求使患者舒适不易疲劳，不易发生意外污染事件，伤口暴露充分，采光良好，便于操作者及需要时有助手相助的操作，伤口部位尽量避开患者的视线。

（2）将一次性换药包打开，并将其他换药物品合理地放置在医用推车上，再一次查验物品是否齐全、能用且够用。

（3）操作开始，先用手取下外层敷料（勿用镊子），再用1把镊子取下内层敷料。揭除内层敷料应轻巧，一般应沿伤口长轴方向揭除，若内层敷料粘连在创面上，不可硬揭，可用生理盐水棉球浸湿后稍等片刻再揭去，以免伤及创面引起出血。

（4）双手执镊，右手镊接触伤口，左手镊子保持无菌，从换药碗中夹取无菌物品传递给右手镊子，两镊不可碰触。

（5）如为无感染伤口，用0.75%吡咯烷酮碘（碘伏）或2.5%碘酊消毒，由伤口中心向外侧消毒伤口及周围皮肤，涂擦时沿切口方向单向涂擦，范围半径距切口3～5cm，连续擦拭2～3遍。如用2.5%碘酊消毒，待碘酊干后再用70%酒精涂擦2～3遍脱碘。

（6）如为感染伤口，擦拭消毒时应从外周向感染伤口部位处。

（7）伤口分泌物较多且创面较深时，先用干棉球及生理盐水棉球清除分泌物，然后按感染伤口方法消毒。

（8）消毒完毕，一般创面用消毒凡士林纱布覆盖，污染伤口或易出血伤口根据需要放置引流纱条。

（9）用无菌纱布覆盖伤口，覆盖范围应超过伤口边缘3cm以上，一般8～10层纱布，医用胶带固定，贴胶带的方向应与肢体或躯干长轴垂直。

考点7 ★★★　屈曲加垫止血法

适用于肘、膝关节远端肢体的创伤性大出血。先抬高患肢以增加静脉回心血量。在肘或腘窝垫以卷紧的棉垫卷或毛巾卷，将肘关节或膝关节尽力屈曲，借衬垫物压住动脉，并用绷带或三角巾将肢体固定于能有效止血的屈曲位，精确记录止血的时间并标记在垫布上。

考点8 ★　卡扣式弹性止血带止血法

扎止血带前先抬高患肢以增加静脉回心血量。

1.适用于四肢的动脉性出血，扎止血带之前先抬高患肢以增加静脉回心血量。

2.将三角巾、毛巾或软布等织物包裹在扎止血带部位的皮肤上，将卡扣式弹性止血带卡扣打开，捆扎在止血部位后将卡扣卡上。

3.然后拉紧止血带，以出血明显减少或刚好终止出血的松紧度为宜。

4.精确记录扎止血带的时间并标记在垫布上。

第三站 西医相关模块

考点 9 ★　加压包扎止血法

适用于中小静脉、小动脉或毛细血管出血。用无菌敷料或其他洁净的毛巾、手绢、三角巾等覆盖伤口，加压包扎达到止血目的，必要时可将手掌放在敷料上均匀加压。

考点 10 ★★★　弹性止血带止血法

1. 适用于四肢的动脉性出血，扎止血带之前先抬高患肢以增加静脉回心血量。

2. 将三角巾、毛巾或软布等织物包裹在扎止血带部位的皮肤上，扎止血带时左手掌心向上，手背贴紧肢体，止血带一端用虎口夹住，留出长约10cm的一段，右手拉较长的一端，适当拉紧拉长，绕肢体2～3圈。

3. 然后用左手的食指和中指夹住止血带末端用力拉下，使之压在缠绕在肢体上的止血带的下面。

4. 精确记录扎止血带的时间并标记在垫布上。

考点 11 ★★★　口对口人工呼吸

在患者口部覆盖无菌纱布或一次性屏障消毒面膜（施救者戴着一次性口罩时不需要覆盖无菌纱布，可直接吹气），施救者用左手拇指和食指堵住患者鼻孔，右手固定患者下颌，开启口腔。施救者双唇严密包住患者口唇，平静状态下吹气，吹气时观察胸廓是否隆起。吹气时间每次不少于1s，每次送气量500～600mL，以胸廓明显起伏为有效。吹气完毕，松开患者口鼻，使患者的胸廓自然回缩，将气体排出，重复吹气一次。吹气2次后立即实施下一周期的心脏按压，交替进行。吹气按压比为2∶30。

考点 12 ★★★　口对鼻人工呼吸

施救者稍用力抬患者下颌，使口闭合，先深吸一口气，将口罩住患者鼻孔，将气体通过患者鼻腔吹入气道，吹气时观察胸廓是否隆起。其余操作同口对口人工呼吸。

考点13 ★★★ 心肺复苏胸外按压

1. 按压部位 胸骨中下 1/3 处（少年儿童及成年男性可直接取两侧乳头连线的中点）。

2. 按压方法 一手掌根部放置在按压点上紧贴患者的胸部皮肤，手指翘起脱离患者胸部皮肤，将另一手掌跟重叠在接触按压部位的手掌根背部，手指紧扣于其掌心部，上半身稍向前倾，双侧肘关节伸直，双肩连线位于患者的正上方，保持前臂与患者胸骨垂直，用上半身的力量垂直向下用力按压，然后放松使胸廓充分弹起，放松时掌根不脱离患者胸部皮肤，按压与放松的时间比为 1:1。

3. 按压要求 成人按压时使胸骨下陷 5～6cm，按压频率 100～120 次/分；连续按压 30 次后给予人工呼吸 2 次，多位施救者分工实施心肺复苏时，每 2 分钟或 5 个周期后，可互换角色，以保证按压质量。

考点14 ★★★ 开放气道

开放气道是有效实施人工呼吸的前提，应用仰头举颏法或仰头抬颈法（仰头抬颈法禁用于颈部有损伤的患者）打开气道，要求患者耳垂和下颌角连线与地面成 90°。

1. 仰头举颏法 施救者将左手掌小鱼际置于患者前额眉弓上方，下压使其头部后仰，另一手的食指和中指置于下颏处，将下颏部向前上方抬起，帮助头部充分后仰，气道开放。

2. 仰头抬颈法 施救者右手置于患者颈项部并抬起颈部，左手小鱼际放在前额眉弓上方向下施压，使头部充分后仰，打开气道。

考点 15 ★★★　心肺复苏动作要领

1. 环境判断　首先评估现场环境是否安全。

2. 意识的判断　用双手轻拍患者肩部，同时对耳部大声呼叫"醒醒！""喂！你怎么了？"患者无任何反应，确定意识丧失。

3. 快速检查患者的大动脉搏动及呼吸　施救者位于患者右侧，一手食指与中指并拢置于患者甲状软骨旁开 2～3cm 处的颈总动脉走行部位，稍用力深压判断大动脉搏动，同时将左侧面部贴近患者的口鼻部，感知有无自主呼吸的气息，眼睛看向患者胸廓，判断是否有呼吸运动。判断用时不超过 5 秒钟，并准确记录事件发生时间。

4. 立即呼救　确定患者自主心跳、自主呼吸消失，立即呼救，高声呼叫"来人啊！喊医生！推抢救车！取除颤仪！"

5. 摆放体位　将患者放置复苏体位，仰卧于硬板床或在普通病床上加复苏垫板，松解患者衣扣及裤带，充分暴露患者前胸部。因床面过高不便于实施操作时，应立即在床旁加用脚踏凳或直接跪在病床上实施急救。

6. 胸外心脏按压

7. 开放气道

8. 人工呼吸

9. 持续 2 分钟高效率的心肺复苏　以心脏按压∶人工呼吸＝30∶2 的比例实施 5 个周期的操作，总用时不超过 2 分钟。5 个周期操作完成后，立即判断颈动脉搏动及呼吸，评估复苏是否有效。

10. 评价心肺复苏成功的指标　①触摸到大动脉搏动。②有自主呼吸。③瞳孔逐渐缩小。④面色、口唇、甲床发绀逐渐退去。⑤出现四肢不自主活动或意识恢复。

11. 生命支持 患者大动脉搏动及自主呼吸恢复，整理患者衣服，如患者意识恢复对患者进行语言安慰，开始进行高级复苏环节。

考点16 ★★★ 洗手

1. 用流动水冲洗双手、前臂和上臂下1/3。

2. 取适量抗菌洗手液（约3mL）涂满双手、前臂、上臂至肘关节以上10cm处，按七步洗手法清洗双手、前臂至肘关节以上10cm处。七步洗手法：手掌相对→手掌对手背→双手十指交叉→双手互握→揉搓拇指→指尖→手腕、前臂至肘关节以上10cm处。两侧在同一水平交替上升，不得回搓。

3. 用流动水冲洗清洗剂，水从指尖到双手、前臂、上臂，使水从肘下流走，沿一个方向冲洗，不可让水倒流，彻底冲洗干净。

4. 再取适量抗菌洗手液（约3mL）揉搓双手，按照七步洗手法第二次清洗双手及前臂至肘关节以上10cm。

5. 用流动水冲洗清洗剂，水从指尖到双手、前臂、上臂，使水从肘下流走，沿一个方向冲洗，不可让水倒流，彻底冲洗干净。

6. 抓取无菌小毛巾中心部位，先擦干双手，然后将无菌小毛巾对折呈三角形，底边置于腕部，直角部位向指端，以另手拉住两侧对角，边转动边顺势向上移动至肘关节以上10cm处，擦干经过部位水迹，不得回擦；翻转毛巾，用毛巾的另一面以相同方法擦干另一手臂，操作完毕将擦手巾弃于指定容器内。

7. 保持手指朝上，将双手悬空举在胸前，自然晾干手及手臂。

考点 17 ★★★　手消毒

1. 取适量外科手消毒液（约 3mL）于一手的掌心，将另一手指尖在消毒液内浸泡约 5 秒，搓揉双手，然后将消毒液环形涂抹于前臂直至肘上约 10cm 处，确保覆盖到所有皮肤。

2. 以相同方法消毒另一侧手、前臂至肘关节以上 10cm 处。

3. 取外科手消毒液（约 3mL），涂抹双手所有皮肤，按七步洗手法揉搓双手，直至消毒剂干燥。

4. 整个涂抹揉搓过程约 3 分钟。

5. 保持手指朝上，将双手悬空举在胸前，待外科手消毒液自行挥发至彻底干燥。

考点 18 ★★★　胸腰椎损伤的搬运

1. 在搬动时，尽可能减少不必要的活动，以免引起或加重脊髓损伤。

2. 搬运一般需要由三人或四人共同完成，可求助于现场的成年目击者。进行搬运时一人蹲在伤者的头顶侧，负责托下颌和枕部，并沿脊柱纵轴略加牵引力，使颈部保持中立位，与躯干长轴呈一条直线，其他三人分别蹲在伤者的右侧胸部、右侧腰臀部及右下肢旁，由头侧的搬运者发出口令，四人动作协调一致并保持脊柱平直，将伤者平抬平放至硬质担架（或木板）上。

3. 分别在胸部、腰部及下肢处用固定带将伤者捆绑在硬质担架（或木板）上，保持脊柱伸直位。

考点 19 ★★★　颈椎损伤的搬运

1. 可先用颈托固定颈部。

2. 搬运一般需要由三人或四人共同完成，可求助于现场的成年目击者。进行搬运时一人蹲在伤者的头顶侧,负责托下颌和枕部,并沿脊柱纵轴略加牵引力,使颈部保持中立位,与躯干长轴呈一条直线,其他三人分别蹲在伤者的右侧胸部、右侧腰臀部及右下肢旁,由头侧的搬运者发出口令,四人动作协调一致将伤者平直地抬到担架(或木板)上。

3.放置头部固定器将伤者的头颈部与担架固定在一起,或在伤者头及颈部两侧放置沙袋或卷紧的衣服等,然后用三角巾或长条围巾等将伤者头颈部与担架(或木板)捆扎固定在一起,防止在搬运中发生头颈部移动,并保持呼吸道通畅。

考点20 ★★★ 手术区皮肤消毒

1.操作前准备

(1)做好手术前皮肤准备,不同的手术对患者手术区域皮肤准备的要求不同。一般外科手术,如患者病情允许,要求患者在手术前一天下午洗浴。如皮肤上有较多油脂或胶布粘贴的残迹,先用松节油或75%酒精擦净,并进行手术区域除毛。

(2)基础着装符合手术室及相关操作工作间的管理要求。

(3)戴好帽子、口罩,按照操作要求已完成外科手消毒,核对手术患者信息、手术名称、手术部位及切口要求,确定消毒区域及范围。

(4)准备消毒器具及消毒剂,弯盘、卵圆钳、无菌纱布或无菌大棉球,消毒剂(0.75%吡咯烷酮碘或2.5%碘酊,70%酒精)。

2.操作步骤与方法

(1)将无菌纱布或消毒大棉球用消毒剂彻底浸透,用卵圆钳夹住消毒纱布或大棉球,由手术切口中心向四周稍用力涂擦,涂擦某一部位时方向保持一致,严禁做往返涂擦动作。消毒范围应包括手术切口周围半径 15cm 的区域,并应根据手术可能发生的变化适当扩大范围。

(2)重复涂擦 3 遍,第 2、第 3 遍涂擦的范围均不能超出上一遍的范围。

(3)如为感染伤口或会阴、肛门等污染处手术,则应从外周向感染伤口或会阴、肛门处涂擦。

(4)使用过的消毒纱布或大棉球应按手术室要求处置。

考试模块三　西医临床答辩

【试题内容】

1. 西医常见疾病的病因、临床表现、诊断与鉴别诊断、治疗等内容。

2. 西医诊断学中心电图、影像学、实验室检查等临床判读。

本类考题每份试卷 1 道，每题分值为 5 分，共 5 分。

一、西医常见病

【试题内容】

西医常见疾病的病因、临床表现、诊断与鉴别诊断、治疗等内容。

【答题技巧与得分要点】

要想拿分，必须掌握大纲要求的西医疾病概述、临床诊断、防治措施等内容。

【典型样题】

简述急性心力衰竭的临床表现。

【参考答案】（5 分）

1. 突发严重呼吸困难，呼吸频率常达每分钟 30～40 次。

2. 强迫坐位，面色灰白，发绀，大汗，烦躁不安。

3. 频繁咳嗽，咳粉红色泡沫样痰。

4. 听诊两肺满布湿啰音和哮鸣音。

5. 危重患者可因脑缺氧而致神志模糊甚至昏迷。

(一)急性上呼吸道感染

考点 1 ★★　急性疱疹性咽峡炎的临床表现

病原体以柯萨奇病毒 A 多见。主要表现有咽痛、发热,体征为咽部充血,局部黏膜表面有疱疹和浅表溃疡形成,周围有红晕。好发于夏季,儿童多见,一般病程为一周左右。

考点 2 ★　急性咽结膜炎的临床表现

病原体以腺病毒、柯萨奇病毒为主。主要表现有发热、咽痛、流泪、畏光。体征以眼结膜及咽部充血为主。好发于夏季,尤其游泳后,儿童多见,一般病程不超过一周。

(二)慢性支气管炎(2020 年新增考点)

考点 1 ★　慢性支气管炎的诊断依据

依据咳嗽、咳痰,或伴有喘息,每年发病持续超过 3 个月,连续 2 年或 2 年以上,咳、痰、喘具有慢性支气管炎的临床特点,并排除其他慢性气道疾病,即可诊断。

考点 2 ★★　慢性支气管炎的临床特点

主要临床特点是缓慢起病,病程长,反复急性发作而病情加重。咳嗽一般晨间为主,睡眠时有阵咳或排痰。痰一般呈白色黏痰或浆液泡沫痰,偶可带血。部分患者急性加重时有喘息,称为喘息性支气管炎。

(三)慢性阻塞性肺疾病

考点1★ 慢性阻塞性肺疾病的病因

1. 吸烟,最主要病因。
2. 职业粉尘和化学物质。
3. 环境污染。
4. 感染因素。
5. 蛋白酶-抗蛋白酶失衡。
6. 其他,如氧化应激、自主神经功能失调、营养不良、气温变化等。

考点2★ 慢性阻塞性肺疾病的体征

早期可无异常,随疾病进展出现以下体征:

1. 视诊 桶状胸。部分患者呼吸变浅、频率增快。

2. 触诊 双侧语颤减弱。

3. 叩诊 肺部过清音,心浊音界缩小,肺下界和肝浊音界下降。

4. 听诊 双肺呼吸音减弱,呼气延长,部分患者可闻及湿啰音和(或)散在的干啰音。

考点3★★ 慢性阻塞性肺疾病的临床分级

根据FEV_1/FVC、$FEV_1\%$和症状,对COPD患者气流受限严重程度做出分级诊断。

GOLD 1级(轻度) $FEV_1/FVC < 70\%$,$FEV_1\% \geq 80\%$预计值。

GOLD 2级(中度) $FEV_1/FVC < 70\%$,$80\% > FEV_1\% \geq 50\%$预计值。

GOLD 3级(重度) $FEV_1/FVC < 70\%$,$50\% > FEV_1\% \geq 30\%$预计值。

GOLD 4 级（极重度）$FEV_1/FVC < 70\%$，$FEV_1\% < 30\%$ 预计值。

（四）慢性肺源性心脏病

考点 1 ★　慢性肺心病的病因

1. **慢性支气管 - 肺疾病**　COPD 是最常见病因。
2. **胸廓运动障碍**　严重的脊柱畸形。
3. **肺血管疾病**　特发性肺动脉高压。
4. **其他**　原发性肺泡通气不足、睡眠呼吸暂停低通气综合征等。

考点 2 ★★　慢性肺心病代偿期（缓解期）的临床表现

以原发病表现为主，同时伴有肺动脉高压和右心室肥大体征，包括：

1. 肺动脉瓣区 S_2 亢进。
2. 三尖瓣区收缩期杂音，剑突下触及心脏收缩期搏动。
3. 可出现颈静脉充盈、肝淤血肿大等。

考点 3 ★★　慢性肺心病的并发症

1. **肺性脑病**　为慢性肺心病患者首要的死亡原因。
2. **酸碱平衡失调及电解质紊乱**
3. **心律失常**
4. **休克**
5. **消化道出血**
6. **其他**　功能性肾衰竭、DIC 等。

考点 4 ★★★　慢性肺心病急性加重期的治疗

1. **控制感染**
2. **改善呼吸功能，纠正呼吸衰竭**　持续低浓度给氧。

3. 控制心力衰竭

（1）利尿药。

（2）强心剂。

（3）血管扩张剂。

4. 控制心律失常

5. 应用糖皮质激素

6. 抗凝治疗

7. 并发症的处理

（五）支气管哮喘

考点1★★★ 支气管哮喘的诊断标准

1. 反复发作喘息、气急、胸闷或咳嗽，多与接触变应原、冷空气、物理或化学性刺激、病毒性上呼吸道感染、运动等有关。

2. 发作时在双肺可闻及散在或弥漫性、以呼气相为主的哮鸣音，呼气相延长。

3. 上述症状和体征可经治疗缓解或自行缓解。

4. 除外其他疾病所引起的喘息、气急、胸闷和咳嗽。

5. 临床表现不典型者（如无明显喘息或体征），应至少具备以下一项试验阳性：

（1）支气管激发试验阳性。

（2）支气管舒张试验阳性。

（3）昼夜PEF变异率≥20%。

符合1～4条或4、5条者，即可诊断。

考点2★★★ 心源性哮喘与支气管哮喘的鉴别诊断

左心衰竭临床表现为呼吸困难、发绀、咳嗽、咳白色或粉红色泡沫痰，与支气管哮喘症状相似，但心源性哮喘多有高血压、冠心病、风心病等病史和体征,两肺不仅可闻及哮鸣音,尚可闻及广泛的水泡音,查体左心界扩大,心率增快,心尖部可闻及奔马律。影像学改变为以肺门为中心的蝶状或片状模糊阴影。

考点3★★ 支气管哮喘的药物治疗

1. 糖皮质激素。
2. β_2受体激动剂。
3. 白三烯调节剂。
4. 茶碱(黄嘌呤)类药物。
5. 抗胆碱能药物。
6. 其他,如钙拮抗剂、酮替芬、曲尼司特、肥大细胞膜稳定剂色甘酸钠、血栓烷A_2受体拮抗剂等。

考点4★★ 危重哮喘的处理

1. 氧疗与辅助通气。
2. 解痉平喘。
3. 纠正水、电解质及酸碱失衡:①补液。②纠正酸中毒。③纠正电解质紊乱。
4. 控制感染。
5. 应用糖皮质激素。

(六)肺炎

考点1★★ 肺炎链球菌肺炎的临床表现

1. 冬春季节多见,起病急骤,常有受凉淋雨、劳累、病毒感染等诱因,多有上呼吸道感染的前驱症状。
2. 初期为刺激性干咳,继而咳白色黏液痰或痰带血丝,1~2日后可咳出黏液血性或铁锈色痰,铁锈色痰为其特征性临床表现之一,部分患者有病侧胸痛。

3. 查体呈急性热病面容，部分有鼻翼扇动、口唇单纯疱疹等，典型患者有肺实变体征，包括：患侧呼吸运动减弱、触觉语颤增强、叩诊呈浊音、听诊呼吸音减低或消失，并可出现支气管呼吸音。

考点2 ★★ 肺炎链球菌肺炎与急性结核性肺炎的鉴别诊断

急性结核性肺炎（干酪性肺炎）临床表现与肺炎球菌肺炎相似，X线亦有肺实变，但肺结核常有低热、乏力，痰中可找到结核菌。X线显示病变多在肺尖或锁骨上下，密度不均，久不消散，且可形成空洞和肺内播散，抗结核治疗有效。肺炎球菌肺炎经抗生素治疗3～5天，体温多能恢复正常，肺内炎症也较快吸收。

考点3 ★ 肺炎合并感染性休克治疗措施

1. 一般处理。
2. 控制感染。
3. 补充血容量，为抢救重要措施。
4. 纠正水、电解质和酸碱平衡紊乱　主要是纠正代谢性酸中毒。
5. 血管活性药物的应用。
6. 糖皮质激素的应用。
7. 防治心力衰竭、肾功能不全、上消化道出血及其他并发症。

考点4 ★ 支原体肺炎的治疗措施

本病具有自限性，多数患者不经治疗可自愈。抗感染治疗首选大环内酯类抗菌药。

(七)肺结核

考点1 ★★ 肺结核的常用检查

1. 结核菌检查。
2. 胸部X线检查。
3. 结核菌素试验(PPD试验)。

考点2 ★ 肺结核的临床表现

1. 症状

(1) 全身症状 长期午后低热、乏力、盗汗、全身不适,伴食欲减退、消瘦。女性可出现月经失调或闭经。

(2) 呼吸系统症状 慢性咳嗽,多为干咳或咳少量白色痰,继发感染后有脓性痰,部分患者有不同程度的咯血。

2. 体征 全身体征主要有慢性病容,营养不良与消瘦等。

考点3 ★ 肺结核的化学药物治疗原则

早期、规律、全程、适量、联合。

考点4 ★ 肺结核大咯血的处理

1. 一般处理 应采取患侧卧位,轻轻将气管内积血咯出。

2. 止血药物的应用 垂体后叶素5~10U缓慢静脉注射,然后将垂体后叶素加入液体静滴维持。但禁用于高血压、冠心病、心力衰竭患者及孕妇。

3. 输血 可少量输血。

4. 咯血不止 考虑支气管动脉破裂出血者,经支气管动脉栓塞止血。

（八）原发性支气管肺癌

考点1★　原发性支气管肺癌的病因

尚不明确，目前认为与吸烟、空气污染、职业致癌因子、电离辐射、某些癌基因的活化及抑癌基因的丢失、病毒感染、β胡萝卜素和维生素A缺乏、机体免疫功能低下、内分泌失调以及家族遗传等有关。其中，吸烟是最重要的原因。

考点2★　原发性支气管肺癌的分型诊断

1. 按解剖学分类

（1）中央型肺癌　发生在段支气管以上肺门附近，约占3/4，以鳞状上皮细胞癌和小细胞肺癌较多见。

（2）周围型肺癌　发生在段支气管及其分支以下，约占1/4，以腺癌较多见。

2. 按组织病理学分类

（1）非小细胞肺癌（NSCLC）。

（2）小细胞肺癌（SCLC）。

考点3★★★　原发性支气管肺癌的诊断要点

对40岁以上长期大量或过度吸烟患者有下列情况者应注意肺癌的可能：

（1）刺激性咳嗽持续2～3周，治疗无效。

（2）原有慢性呼吸道疾病，咳嗽性质改变者。

（3）持续痰中带血而无其他原因可解释者。

（4）反复发作的同一部位的肺炎，特别是节段性肺炎。

（5）原因不明的肺脓肿，无中毒症状，无大量脓痰，抗感染治疗效果不显著者。

（6）原因不明的四肢关节疼痛及杵状指（趾）。

（7）X线的局限性肺气肿或段、叶性肺不张，孤立性圆形病灶和单侧性肺门阴影增大者。

（8）原有肺结核病灶已稳定，而形态或性质发生改变者。

（9）无中毒症状的胸腔积液，尤其是血性、进行性增加者。

考点4★★　原发性支气管肺癌的检查方法

1. 影像学检查　胸部X线检查为常规检查方法。可疑时进一步选用CT、MRI、SPECT、PET等检查进一步明确。

2. 痰脱落细胞检查　简单而有效的早期诊断手段之一。

3. 支气管镜检查　是确诊肺癌的重要检查方法。

4. 肿瘤标志物　缺乏特异性，对某些肺癌的病情监测有参考价值。

5. 其他　淋巴结活检、肺组织针吸活检、胸膜活检、纵隔镜活检、开胸活检等均可采用。放射性核素扫描检查可进行肿瘤的定位、定性诊断。

（九）慢性呼吸衰竭

考点1★　慢性呼吸衰竭的临床表现

除导致慢性呼吸衰竭原发疾病的症状体征外，主要有缺氧和CO_2潴留的临床表现。

1. 缺氧的表现　①呼吸困难。②发绀。③精神神经症状。④早期血压升高、心动过速，严重者出现心动过缓、心律失常，甚至血压下降。⑤上消化道出血、黄疸。⑥蛋白尿、氮质血症等。

2. CO_2潴留表现　①早期出现睡眠习惯改变，昼睡夜醒,严重时出现抽搐、昏迷等二氧化碳麻痹的表现。②早期血压升高,呼吸、心率增快,严重者血压下降甚至发生休克。

考点2★ 慢性呼吸衰竭的临床分型

1. Ⅰ型 缺氧而无 CO_2 潴留,即 $PaO_2 < 60mmHg$,$PaCO_2$ 正常或降低,主要发生机制为换气功能障碍,见于严重肺部感染性疾病、急性肺栓塞等。

2. Ⅱ型 缺氧伴 CO_2 潴留,即 $PaO_2 < 60mmHg$,$PaCO_2 > 50mmHg$,主要发生机制为肺泡通气不足,见于慢性阻塞性肺疾病等。

(十)心力衰竭

考点1★★ 慢性心力衰竭的病因

1. 基本病因

(1)原发性心肌损害(冠心病最常见)。

(2)心脏负荷过重。

2. 诱因

(1)感染。

(2)心律失常。

(3)血容量增加。

(4)过度体力活动或情绪激动。

(5)治疗不当,如静脉输液过多过快等。

考点2★★★ NYHA心功能分级

Ⅰ级:患者有心脏病但活动不受限制,平时一般活动不引起疲乏、心悸、呼吸困难或心绞痛。为心功能代偿期。

Ⅱ级：心脏病患者的体力活动受到轻度限制，休息时无自觉症状，但平时一般活动下可出现疲乏、心悸、呼吸困难或心绞痛发作等。

Ⅲ级：心脏病患者的体力活动明显受限，小于平时一般活动即可引起上述症状。

Ⅳ级：心脏病患者不能从事任何体力活动，休息状态下即有心力衰竭的症状，体力活动后显著加重。

考点3★★　急性心力衰竭的临床表现

1. 突发严重呼吸困难，呼吸频率常达每分钟30～40次。
2. 强迫坐位，面色灰白，发绀，大汗，烦躁不安。
3. 频繁咳嗽，咳粉红色泡沫样痰。
4. 听诊两肺满布湿啰音和哮鸣音。
5. 危重患者可因脑缺氧而致神志模糊甚至昏迷。

考点4★★★　慢性右心衰的临床表现

以体循环淤血的表现为主。

1. 症状　表现为食欲不振、腹胀、上腹隐痛等，伴有夜尿增多，轻度气喘等。

2. 体征　①身体低垂部位可有压陷性水肿，多由脚踝部开始，逐渐向上进展，午后加重，晨起相对较轻。②颈静脉搏动增强、充盈、怒张，肝-颈静脉反流征阳性。③肝脏因淤血肿大伴压痛。④三尖瓣关闭不全的反流性杂音。⑤发绀。

考点5★★★　急性左心衰抢救

1. 一般治疗　①患者坐位，双腿下垂，以减少静脉回流。②高流量吸氧。

2. 有效镇静　吗啡静脉注射。

3. 快速利尿 减轻心脏容量负荷。呋塞米静脉注射,有利于肺水肿缓解。

4. 用血管扩张剂减轻心脏负荷 ①硝酸甘油。②硝普钠。③重组人脑钠肽。

5. 应用正性肌力药 ①多巴酚丁胺。②洋地黄类药。

6. 机械辅助治疗 用于极危重患者。

7. 原发病治疗

(十一)心律失常

考点1★ 急性房颤的治疗措施

症状显著者应积极治疗:

1. 控制快速的心室率:心室率过快或伴有心功能不全者,可静脉注射毛花苷C,将心室率控制在100次/分以下,随后给予地高辛口服维持。

2. 电复律:药物治疗未能恢复窦性心律,伴急性心力衰竭或血压明显下降者,宜紧急施行电复律。

3. 房颤转复后,药物维持窦性心律。

考点2★ 慢性房颤的治疗措施

1. 阵发性房颤常能自行终止,发作频繁或伴随症状明显者,可口服胺碘酮或普罗帕酮。

2. 持续性房颤应给予复律。

3. 经复律无效者,以控制心室率为主,首选药物为地高辛,也可应用β受体阻滞剂。

（十二）原发性高血压

考点1★★　高血压的分类

分类	收缩压（mmHg）		舒张压（mmHg）
正常血压	< 120	和	< 80
正常高值	120～139	和/或	80～89
高血压	≥ 140	和/或	≥ 90
1级高血压（轻度）	140～159	和/或	90～99
2级高血压（中度）	160～179	和/或	100～109
3级高血压（重度）	≥ 180	和/或	≥ 110
单纯收缩期高血压	≥ 140	和	< 90

考点2★★★　高血压（降压药）药物分类

1. 利尿剂。
2. 钙通道阻滞剂（CCB）。
3. 血管紧张素转换酶抑制剂（ACEI）。
4. 血管紧张素Ⅱ受体阻滞剂（ARB）。
5. β受体阻滞剂。
6. $α_1$受体阻滞剂。

考点3★★　高血压危象的临床表现

以收缩压急剧升高为主，血压可高达200/110mmHg以上，常因紧张、寒冷、突然停服降压药物等原因诱发，伴有交感神经亢进的表现，如心悸、汗出、烦躁、手抖等，常伴发急性脏器功能障碍，如急性心力衰竭、心绞痛、脑出血、主动脉夹层动脉瘤破裂等。

考点4 ★★★　高血压急症的治疗

1. 血压控制策略　控制性降压。

2. 降压药物选择　①硝普钠，作为高血压急症的首选药物。②硝酸甘油，适用于合并冠心病、心肌缺血事件和心功能不全者。

（十三）冠状动脉粥样硬化性心脏病

考点1 ★★★　急性心肌梗死的临床症状

1. 胸痛

2. 心律失常

3. 低血压和休克

4. 急性心力衰竭

5. 胃肠道症状

6. 全身症状　发热、心悸等。

考点2 ★★　心绞痛严重度的分级诊断

根据加拿大心血管病学会（CCS）分级分为四级：

Ⅰ级：一般体力活动（步行和登楼）不受限，仅在强、快或持续用力时发生心绞痛。

Ⅱ级：一般体力活动轻度受限。快步、饭后、寒冷或刮风中、精神应激或醒后数小时内发作心绞痛。一般情况下平地步行200m以上或登楼一层以上受限。

Ⅲ级：一般体力活动明显受限，一般情况下平地步行200m，或登楼一层引起心绞痛。

Ⅳ级：轻微活动或休息时即可发生心绞痛。

考点3★★　急性心肌梗死的诊断

根据有冠心病危险因素的相关病史、典型的临床表现、典型的心电图改变以及血清肌钙蛋白和心肌酶的改变，一般可确立诊断。中老年人突发严重的心律失常、休克或心力衰竭，或突然出现持续而严重的胸闷，找不到合理的原因加以解释，均应立刻想到本病的可能。

考点4★　急性心肌梗死并发症的处理

1. 栓塞　抗凝疗法。

2. 心室壁瘤　手术切除或同时做主动脉-冠状动脉旁路移植手术。

3. 心脏破裂和乳头肌功能严重失调　都可考虑手术治疗，但手术死亡率高。

（十四）病毒性心肌炎

考点★　病毒性心肌炎的诊断要点

1. 发病前有病毒感染的病史与体征。
2. 感染后3周内出现心律失常或心电图改变者。
3. 超声心动图、实验室等检查结果有心肌受损的证据。
4. 病原学依据：急性期心内膜、心肌、心包或心包穿刺液中检测出病毒、病毒基因片断或病毒蛋白抗原。

（十五）慢性胃炎

考点★★　慢性胃炎的诊断要点

1. 症状　常出现上腹痛、饱胀不适，以进餐后明显，可伴嗳气、反酸、恶心等，少数患者伴有上消化道出血。

慢性胃体炎可有纳差、体重减轻及贫血等表现，发生恶性贫血的患者，可有舌炎、四肢感觉异常等表现。

2. 体征 一般无阳性体征。

3. 检查 确诊必须依靠胃镜检查及胃黏膜活组织病理学检查。Hp检测及免疫学检查有助于病因学分析及诊断。

（十六）消化性溃疡

考点1★ 消化性溃疡的病因

1. 幽门螺杆菌感染。
2. 服用非甾体抗炎药。
3. 胃酸和胃蛋白酶分泌增多。
4. 长期精神紧张、焦虑、抑郁、恐惧等环境因素。

考点2★★★ 消化性溃疡的诊断

根据患者有慢性、周期性、节律性上腹部疼痛的典型病史，即可进行初步诊断，但确诊依靠胃镜或X线钡餐检查。

1. 临床表现

（1）腹痛特点 ①慢性病程，反复加重。②周期性发作，发作与缓解交替出现。③季节性，多在秋冬或冬春之交发病。④节律性，DU饥饿时疼痛，多在餐后2～4小时出现，进食后缓解，部分患者有午夜痛；GU疼痛不甚规则，常在餐后1小时内发生，至下次餐前自行消失。

（2）腹痛性质 多为灼痛、钝痛、胀痛或饥饿痛，常伴有反酸、嗳气、恶心等症状。

（3）腹痛部位 位于上腹部，GU多位于中上腹或偏左，DU多位于中上腹部偏右侧。

（4）诱发和缓解 常因精神刺激、过度疲劳、饮食不当、药物、气候变化等因素诱发或加重,服用抗酸药多可缓解。

2. 实验室检查

(1) X线钡餐造影见溃疡龛影,有确诊价值。

(2) 胃镜检查和黏膜活检是诊断消化性溃疡最有价值的检查方法。

(3) Hp 检测有助于病因诊断。

(4) 粪便隐血试验,主要用于确定溃疡有无活动及合并活动出血。

考点 3 ★★ 消化性溃疡的并发症

1. 出血

2. 穿孔

3. 幽门梗阻

4. 癌变

考点 4 ★★★ 消化性溃疡的药物治疗

1. 根除幽门螺杆菌

2. 抑制胃酸分泌

(1) 碱性药。

(2) 抗胃酸分泌药:H_2 受体拮抗剂,质子泵抑制剂。

(3) 其他药物:抗胆碱能药物等。

3. 保护胃黏膜 硫糖铝、枸橼酸铋钾和米索前列醇。

(十七) 胃癌 (2020年新增考点)

考点 1 ★★★ 胃癌的诊断要点

主要依赖胃镜加活组织检查。为提高早期诊断率,凡年龄在40岁以上,出现不明原因的上腹不适、食欲不振、体重明显减轻者,尤其是原有上腹痛而近期疼痛性质及节律发生改变者,或经积极治疗而病情继续发展者,无禁忌证的患者均应给予胃镜检查,及早进行排查。

绝大多数早期胃癌无症状,进展期胃癌常见有体重减轻、上腹痛、食欲不振、乏力。上腹疼痛是胃癌最常见的症状,早期仅为上腹部不适、饱胀或隐痛,餐后为甚,经治疗可缓解,进展期胃癌腹痛可呈持续性,且不能被抑酸剂所缓解。

考点 2 ★ 胃癌的转移途径

1. 直接蔓延。
2. 淋巴结转移。
3. 血行播散。
4. 种植转移。

(十八)溃疡性结肠炎

考点 1 ★★ 溃疡性结肠炎的主要诊断依据

1. 慢性或反复发作性腹泻、黏液脓血便、腹痛,伴不同程度全身症状。
2. 多次粪检无病原体发现。
3. 内镜检查及 X 线钡剂灌肠显示结肠炎病变等。

完整的诊断应包括临床类型、严重程度、病变范围及病情分期。

考点 2 ★ 溃疡性结肠炎的严重程度分级诊断

1. 轻度 腹泻 4 次 / 日以下,无发热、脉速,贫血和便血轻或无,血沉正常。

2. 中度 介于轻、重度之间。

3. 重度 腹泻 6 次 / 日以上,并有明显黏液脓血便,体温 > 37.5℃,脉搏 > 90 次 / 分,血红蛋白 < 100g/L,

血沉＞30mm/h。

考点3 ★ 溃疡性结肠炎的分型诊断

1. 初发型 无既往史的首次发作。

2. 慢性复发型 临床最多见，发作期与缓解期交替。

3. 慢性持续型 症状持续，间以症状加重的急性发作。

4. 急性暴发型 少见，急性起病，病情严重，全身毒血症状明显，可伴中毒性巨结肠、肠穿孔、败血症等并发症。

上述各型可相互转化。

（十九）肝硬化

考点1 ★★ 肝硬化的病因

1. 病毒性肝炎 我国最常见。

2. 慢性酒精中毒 国外多见。

3. 非酒精性脂肪性肝病

4. 长期胆汁淤积

5. 肝脏循环障碍

6. 其他 血吸虫感染、长期接触化学毒物等。

考点2 ★ 肝硬化肝功能减退的临床表现

1. 全身症状 消瘦、纳减、乏力、精神萎靡、夜盲、浮肿、舌炎、不规则低热等。

2. 消化道症状 上腹部饱胀不适、恶心呕吐、易腹泻。查体可见，肝脏缩小、质硬、边缘锐利，可有结节感，半数以上患者有轻度黄疸。

3. 出血倾向和贫血

4. 内分泌失调 出现肝掌、蜘蛛痣，以及皮肤色素沉着等表现。

考点3 ★　失代偿期肝硬化的诊断依据

1. 病毒性肝炎或长期大量饮酒等病史。
2. 有肝功能减退和门静脉高压的临床表现。
3. 肝功能指标检测有血清白蛋白下降、血清胆红素升高及凝血酶原时间延长等。
4. B超或CT提示肝硬化改变，内镜发现食管胃底静脉曲张。
5. 肝活组织检查见假小叶形成是诊断本病的金标准。

考点4 ★★★　肝硬化的并发症

1. 急性上消化道出血
2. 肝性脑病
3. 感染
4. 原发性肝癌
5. 肝肾综合征
6. 肝肺综合征
7. 其他　门脉高压性胃病、电解质和酸碱平衡紊乱、门静脉血栓形成等。

考点5 ★　肝硬化腹水的治疗

1. 限制钠、水的摄入
2. 利尿剂
3. 提高血浆胶体渗透压
4. 放腹水疗法
5. 自身腹水浓缩回输术
6. 外科治疗

（二十）急性胰腺炎

考点1★★ 急性胰腺炎的病因

1. 胆石症及胆道感染，为主要病因。
2. 大量饮酒和暴饮暴食。
3. 胰管结石或蛔虫、胰管狭窄、肿瘤阻塞。
4. 血甘油三酯＞11.3mmol/L时，显著增加发病风险。

考点2★ 急性胰腺炎的临床表现

1. 症状 ①急性腹痛为本病主要和首发症状。②恶心、呕吐。③发热。④休克。

2. 体征 上腹压痛明显，伴腹肌紧张及反跳痛阳性。若脐周皮肤出现青紫，称Cullen征；两腰部皮肤呈暗灰蓝色，称Grey-Turner征。

考点3★★★ 急性胰腺炎的实验室检查和临床意义

1. 标志物检测

（1）淀粉酶测定 血清淀粉酶超过正常值上限3倍（＞500苏氏单位/L）即可确诊急性胰腺炎。重症患者血清淀粉酶可正常或低于正常。

（2）血清脂肪酶测定 对延迟就诊的患者有诊断价值，且特异性高。

2. 血液一般检查 多有白细胞增多及中性粒细胞比例增加，中性粒细胞核左移。

3. 血生化检查 ①暂时性血糖升高。②血胆红素升高。③暂时性血钙降低。④血清AST、LDH可升高。⑤高甘油三酯血症。⑥C反应蛋白（CRP）升高。

4. 腹部影像学检查

（1）腹部X线平片 对排除其他急腹症如内脏穿孔等有重要意义。

（2）腹部B超　应作为常规初筛检查。对胰腺肿大、脓肿及假性囊肿有诊断意义。

（3）腹部CT　对急性胰腺炎的诊断和鉴别诊断、评估严重程度，特别是对鉴别轻、重症，以及附近器官是否累及具有重要价值。增强CT是诊断胰腺坏死的最佳方法。

考点4★　急性胰腺炎和急性心肌梗死的鉴别

急性心梗患者多有冠心病病史，以突然发生的胸骨后及心前区压迫感或疼痛为主要表现，血尿淀粉酶多正常，心肌损伤标志物升高，心电图见心肌梗死的相应改变及动态改变。

考点5★★　急性胰腺炎的内科治疗

1. 监护与一般治疗　维持水电解质平衡，加强监护。

2. 减少胰液分泌，抑制胰酶活性　①禁食。②抑制胃酸分泌，常用H_2受体拮抗剂或质子泵抑制剂。③应用生长抑素，如奥曲肽等。④抑制胰酶活性，如抑肽酶、加贝酯等。

3. 防治感染

4. 营养支持治疗

（二十一）慢性肾小球肾炎

考点1★★　慢性肾小球肾炎的诊断要点

凡存在临床表现，如血尿、蛋白尿、水肿和高血压者均应疑诊慢性肾炎。但确诊前需排除继发性肾小球疾病，如系统性红斑狼疮、糖尿病、高血压肾病等。诊断困难时，应做肾穿刺行病理学检查。

考点 2 ★★　慢性肾小球肾炎与高血压肾损害的鉴别

高血压肾损害患者年龄较大,先有高血压后出现蛋白尿,尿蛋白定量多<1.5g/d,肾小管功能损害一般早于肾小球损害。肾穿刺病理检查有助鉴别。

考点 3 ★★　慢性肾小球肾炎与慢性肾盂肾炎的鉴别

慢性肾盂肾炎多见于女性,常有尿路感染病史。多次尿沉渣检查见白细胞、细菌,尿细菌培养异常,以肾小管功能损害为主,可有高氯性酸中毒、低磷性肾性骨病,而氮质血症和尿毒症较轻,且进展缓慢。静脉肾盂造影和核素检查有助于诊断。

考点 4 ★　慢性肾小球肾炎的治疗原则

1. 优质低蛋白饮食,控制磷的摄入。
2. 控制高血压,减少蛋白尿。
3. 抗血小板聚集。
4. 糖皮质激素和细胞毒药物。
5. 避免加重肾脏损害的因素。

(二十二) 尿路感染

考点★　尿路感染的感染途径和易感因素

1. 感染途径　①上行感染,最主要感染途径。②血行感染。③经淋巴道感染。④直接感染。

2. 易感因素　①尿路梗阻。②膀胱输尿管反流。③长期使用免疫抑制剂。④糖尿病患者,长期卧床患者及严重的慢性病患者。⑤医源性因素。

(二十三)慢性肾衰竭

考点1 ★ 慢性肾衰竭的诊断要点

原有慢性肾脏病史,出现厌食、恶心呕吐、腹泻、头痛、意识障碍,肾功能检查有不同程度的减退,应考虑本病。因乏力、厌食、恶心、贫血、高血压等就诊者,要排除本病可能。

考点2 ★ 慢性肾脏病的分期

慢性肾衰竭是慢性肾脏病的中后期,包括 4~5 期。慢性肾脏病按 GRF 的分期(如下):

分期	特征	GFR(mL/min·1.73m^2)
1	GFR 正常或增加	≥90
2	GFR 轻度下降	60~89
3a	GFR 轻到中度下降	45~59
3b	GFR 中到重度下降	30~44
4	GFR 重度下降	15~29
5	肾衰竭	<15 或透析

考点3 ★★ 慢性肾衰竭的饮食治疗

1. 严格限制蛋白质摄入量,每日 0.6~0.8g/kg。
2. 碳水化合物与脂肪热量之比约为 3:1,热量不足可增加蔗糖、麦芽糖与葡萄糖的摄入。
3. 确保低磷、适当的钙,每日补充维生素 B、C、E 及叶酸,微量元素以铁、锌为主,避免摄入铝。

考点4 ★ 慢性肾衰竭酸中毒和水、电解质紊乱的治疗

1. 纠正代谢性酸中毒。
2. 防治水、钠紊乱。

3.防治高钾血症,严格限制钾的摄入。

(二十四)缺铁性贫血

考点1★ 缺铁性贫血的病因

1.铁丢失过多 慢性失血是造成成年人缺铁性贫血的最常见原因。

2.需铁量增加而摄入量不足

3.铁吸收不良

考点2★★ 缺铁性贫血的临床表现

1.组织缺铁的表现 是机体缺铁后最早出现的临床表现,常见精神行为异常,体力、耐力下降,易患各种感染,儿童生长发育迟缓、智力低下,反复发生口腔炎、舌炎、口角炎、缺铁性吞咽困难,毛发干枯、易脱落,皮肤干燥,指(趾)甲缺乏光泽、脆薄易裂,重者指(趾)甲变平,呈匙状甲。

2.贫血的表现 常见乏力、易倦、头昏、头痛、耳鸣、心悸、气促、纳差等,伴面色苍白、心率增快、心尖区收缩期杂音等。

考点3★★★ 缺铁性贫血的实验室检查

1.血象 典型表现为小细胞低色素贫血。平均红细胞体积(MCV)< 80fL,红细胞平均血红蛋白浓度(MCHC)< 32%。

2.骨髓象 骨髓增生活跃,幼红细胞增生,中幼红细胞及晚幼红细胞比例增高。

3.铁代谢检查 ①血清铁及总铁结合力测定:血清铁浓度常< 8.9μmol/L,总铁结合力> 64.4μmol/L,转铁蛋白饱和度常降至15%以下。②血清铁蛋白测定:血清铁

蛋白 < 12μg/L 可作为缺铁依据，可用于早期诊断和人群铁缺乏症的筛检。

4. 红细胞游离原卟啉（FEP）测定 FEP/Hb > 4.50μg/gHb 时有诊断意义。

考点 4 ★★ 缺铁性贫血口服铁剂的注意事项

口服铁剂是治疗缺铁性贫血的首选方法。最常用硫酸亚铁片，进餐时或饭后吞服可减少胃肠道刺激，如仍有恶心、胃痛等则可将剂量减半，再逐渐加至正常剂量。服药时忌茶。口服铁剂有效者 5～10 天内网织红细胞升高，2 周后血红蛋白开始上升，一般 2 个月可恢复正常。贫血纠正后仍要继续治疗 3～6 个月以补充体内应有的贮存铁。

（二十五）再生障碍性贫血

考点 1 ★ 再生障碍性贫血的病因

约半数以上的再障患者原因不明，称为先天性（遗传性）再障；能查明原因者称为后天性（获得性）再障，其发病与下列因素有关：①药物及化学物质是引起获得性再障的首位病因。②电离辐射。③感染。

考点 2 ★★ 典型再障的诊断标准

1. 全血细胞减少，网织红细胞百分数 < 0.01，淋巴细胞比例增高。

2. 一般无肝、脾肿大。

3. 骨髓多部位增生减低，造血细胞减少，非造血细胞比例增高，骨髓小粒空虚。有条件者行骨髓活检，可见造血组织均匀减少。

4. 除外引起全血细胞减少的其他疾病，如阵发性睡眠性血红蛋白尿、骨髓增生异常综合征、急性白血病等。

5. 一般抗贫血治疗无效。

（二十六）甲状腺功能亢进症

考点1★ 甲亢的诊断

1. 高代谢症状和体征。怕热多汗、皮肤潮湿、低热、多食善饥，体重锐减和疲乏无力。糖耐量减低或加重糖尿病，血总胆固醇降低。

2. 甲状腺肿大，双侧弥漫性、对称性肿大，质地表现不同，多柔软，无压痛，随吞咽而上下移动。甲状腺上下极可触及震颤，闻及血管杂音，为甲亢的特异性体征。

3. 血清 TT_3、FT_3、TT_4、FT_4 增高，TSH 减低。

具备以上三项诊断即可成立。

考点2★ 甲亢与亚急性甲状腺炎的鉴别诊断

亚急性甲状腺炎与病毒感染有关。多有发热，短期内甲状腺肿大，触之坚硬而疼痛。白细胞正常或升高，血沉增高，摄 ^{131}I 率下降，TGAb、TPOAb 正常或轻度升高。

考点3★★ 甲状腺危象的临床表现

体温＞39℃，心率＞140次/分，烦躁不安，大汗淋漓，厌食，恶心呕吐，腹泻，继而虚脱、休克、嗜睡或谵妄，甚至昏迷。部分可伴有心力衰竭、肺水肿，偶有黄疸。白细胞计数及中性粒细胞常升高。血 T_3、T_4 升高，TSH 显著降低，病情轻重与血 TH 水平可不平行。

（二十七）甲状腺功能减退症（2020年新增考点）

考点1★ 原发性甲状腺功能减退症的病因

自身免疫、甲状腺手术和甲状腺功能亢进症 ^{131}I 治疗为三大常见原因。

考点2★★ 甲状腺功能减退症的诊断要点

有甲减的症状和体征,血清TSH增高,TT_4、FT_4均降低,即可诊断原发性甲减,应进一步明确甲减的原因;血清TSH减低或者正常,TT_4、FT_4降低,应考虑为中枢性甲减,需进一步进行下丘脑和垂体的相关检查,明确下丘脑和垂体病变。

考点3★★ 甲状腺功能减退症的主要临床特点

1. 病史特点 有^{131}I治疗史、甲状腺手术史、桥本甲状腺炎及Graves病等病史或家族史。

2. 症状 起病隐匿,进展缓慢,病程较长,多数患者缺乏特异性临床表现。以代谢率减低和交感神经兴奋性下降为主。典型症状有怕冷、少汗、乏力、手足肿胀感、嗜睡、记忆力减退、关节疼痛、体重增加、便秘、女性月经紊乱或月经过多、不孕等。

3. 体征 典型体征有面色苍白、表情呆滞、反应迟钝、声音嘶哑、听力障碍、颜面及眼睑水肿、唇厚、舌大常有齿痕(甲减面容);皮肤干燥、粗糙,皮温低,毛发稀疏干燥,常有水肿,脉率缓慢,跟腱反射时间延长。

考点4★★ 甲状腺功能减退症的药物治疗

主要措施为甲状腺素补充或替代治疗。一般需要终生进行。左甲状腺素(L–T_4)是目前最常用的药物,宜饭前服用。

(二十八)糖尿病

考点1★★ 糖尿病的实验室检查项目

1. 尿糖测定。

2. 血葡萄糖（血糖）测定。

3. 口服葡萄糖耐量试验（OGTT）。

4. 糖化血红蛋白 A_1（$GHbA_1$）测定。

5. 胰岛素释放试验和 C 肽。

6. 并发症相关检查。

7. 自身免疫反应的标志性抗体检测。

考点 2 ★★　糖尿病的常见并发症

1. 急性并发症　酮症酸中毒；高渗高血糖综合征；乳酸性酸中毒。

2. 慢性并发症

（1）大血管病变　动脉粥样硬化的患病率较高。

（2）微血管病变　是糖尿病的特异性并发症。包括：①糖尿病肾病。②糖尿病性视网膜病变。③其他，如糖尿病心肌病。

（3）神经系统并发症　①中枢神经系统并发症。②周围神经病变，最常见，通常为对称性，下肢较上肢严重。③自主神经病变。

（4）糖尿病足

（5）其他　视网膜黄斑病、白内障、青光眼等其他眼部并发症。皮肤病变也常见。

考点 3 ★　糖尿病使用胰岛素的适应证

1. 1 型糖尿病。

2. 2 型糖尿病患者经饮食控制、运动和口服降糖药治疗未获得良好控制。

3. 糖尿病酮症酸中毒、高渗性昏迷和乳酸性酸中毒伴高血糖时。

4. 各种严重的糖尿病急性或慢性并发症。

5. 手术、妊娠和分娩。
6. 2型糖尿病胰岛β细胞功能明显减退者。
7. 某些特殊类型糖尿病。

考点4 ★★　双胍类药物降血糖的作用机理

主要作用机理为抑制肝葡萄糖输出，也可改善外周组织对胰岛素的敏感性，增加对葡萄糖的摄取和利用。

考点5 ★★★　糖尿病酮症酸中毒的治疗

1. 静脉补液　是治疗的关键环节。

2. 应用胰岛素　目前采用持续小剂量（短效）胰岛素治疗方案。

3. 纠正电解质及酸碱平衡失调　纠正酸中毒及低血钾。

4. 去除诱因及防治并发症

（二十九）血脂异常（2020年新增考点）

考点1 ★　血脂异常的临床分类诊断

1. 高胆固醇血症　仅有总胆醇增高。

2. 高甘油三酯血症　仅有甘油三酯升高。

3. 混合型高脂血症　总胆固醇、甘油三酯二者都高。

4. 低高密度脂蛋白血症　仅有高密度脂蛋白胆固醇降低。

考点2 ★　血脂异常的治疗原则

1. 根据患者个体ASCVD危险因素，确定是否启动药物治疗。
2. 以生活方式干预为基础。
3. 将控制LDL-C水平达标作为防控ASCVD危险的

首要干预靶点,非HDL-C作为次要干预靶点。

4.明确患者个体干预目标值,并使调脂治疗达到目标值。

5.调脂药物首选他汀类。

(三十)高尿酸血症与痛风

考点1★ 高尿酸血症与痛风的病因及分类诊断

1.病因

(1)高尿酸血症 ①尿酸生成增多。②尿酸排泄减少。

(2)痛风 ①高尿酸血症。②遗传因素。③其他,肾脏疾病、恶性肿瘤化疗、长期应用某些药物等。

2.分类

(1)高尿酸血症临床上分为原发性和继发性两类。

(2)痛风根据有无病因及病因特点,分为原发性、继发性与特发性。

考点2★★ 高尿酸血症与痛风的诊断要点

1.高尿酸血症 日常嘌呤饮食状态下,非同日2次空腹血尿酸水平超过420μmol/L,即可诊断。

2.痛风 在高尿酸血症基础上,出现特征性关节炎表现,尿路结石或肾绞痛发作,即应考虑痛风,如在滑囊液及痛风石中找到尿酸盐结晶即可确诊。

考点3★★ 高尿酸血症与痛风的药物治疗

1.高尿酸血症的药物治疗

(1)促尿酸排泄药 常用药物有苯溴马隆。

(2)抑制尿酸生成药物 ①别嘌醇。②非布可他。

(3)碱性药物 常用碳酸氢钠片口服。

（4）新型降尿酸药　包括拉布立酶、普瑞凯希等。

2. 痛风的药物治疗

（1）急性发作期的治疗　尽早（24h以内）使用非甾体消炎药、秋水仙碱和糖皮质激素可有效抗炎镇痛。①常用的非甾体消炎药为吲哚美辛，也可使用双氯芬酸、布洛芬等。②秋水仙碱。③糖皮质激素。

（2）发作间歇期和慢性期的治疗　在急性发作缓解2周后，从小剂量开始应用降尿酸药，逐渐加量，根据血尿酸的目标水平调整至最小有效剂量并长期甚至终身维持。应将患者血尿酸水平稳定控制在360μmol/L以下。单一药物效果不佳时可两药联用。

（三十一）类风湿关节炎

考点★★　类风湿关节炎的诊断依据

按美国风湿病学会1987年修订的分类标准，共7项：

1. 晨僵持续至少1小时（≥6周）。
2. 3个或3个以上关节肿（≥6周）。
3. 腕关节或掌指关节或近端指间关节肿（≥6周）。
4. 对称性关节肿（≥6周）。
5. 类风湿皮下结节。
6. 手和腕关节的X线片有关节端骨质疏松和关节间隙狭窄。
7. 类风湿因子阳性（该滴度在正常的阳性率<5%）。

上述7项中，符合4项即可诊断。

(三十二)脑梗死

考点★★★　脑梗死的诊断要点

1. 脑血栓形成的诊断要点

(1)中年以上,有动脉硬化、高血压、糖尿病等病史,常有短暂性脑缺血发作病史。

(2)静息状态下或睡眠中发病,迅速出现局限性神经缺失症状,并持续24小时以上。神经系统症状和体征可用某一血管综合征解释。

(3)意识常清楚或轻度障碍,多无脑膜刺激征。

(4)脑部CT、MRI检查可显示梗死部位和范围,并可排除脑出血、肿瘤和炎症性疾病。

2. 脑栓塞的诊断要点

(1)有冠心病心肌梗死、心脏瓣膜病、心房颤动等病史。

(2)体力活动中骤然起病,迅速出现局限性神经缺失症状,症状在数秒钟到数分钟达到高峰,并持续24小时以上。神经系统症状和体征可用某一血管综合征解释。

(3)、(4)点与脑血栓形成的诊断要点中的(3)、(4)相同。

(三十三)脑出血

考点1★★　脑出血CT的表现及价值

颅脑CT是快速诊断的首选检查。可显示血肿的部位和形态,以及是否破入脑室。血肿灶为高密度影,边界清楚,血肿被吸收后显示为低密度影。对进展型脑出血病例进行动态观察,可显示血肿大小变化、血肿周围的低密度水肿带、脑组织移位和梗阻性脑积水,对于脑出血的治疗有指导意义。

考点 2 ★★　脑出血的诊断要点

1. 50 岁以上,有长期高血压病史,尤其有血压控制不良的病史,在活动或情绪激动时突然发病。

2. 突然出现剧烈头痛、呕吐,快速出现意识障碍和偏瘫、失语等局灶性神经缺失症状,病程发展迅速。

3. 颅脑 CT 检查可见脑内高密度区。

考点 3 ★★　脑出血的内科治疗原则

1. 一般治疗　保持安静,避免不必要搬动,加强护理。

2. 减轻脑水肿,降低颅内压

3. 调整血压

4. 亚低温治疗

5. 止血治疗

6. 并发症的处理

(三十四) 病毒性肝炎

考点 1 ★★　重型肝炎(肝衰竭)的临床表现和分类

出现肝衰竭症候群:

1. 极度乏力,严重消化道症状,神经、精神症状。

2. 明显出血现象,凝血酶原时间显著延长,凝血酶原活动度(PTA)< 40%。

3. 黄疸进行性加深。

4. 可出现中毒性鼓肠、肝臭、肝肾综合征。

5. 可见扑翼样震颤及病理反射,肝浊音界进行性缩小。

6. 胆酶分离,血氨升高。

临床分类包括:①急性重型肝炎(急性肝衰竭)。②亚急性重型肝炎(亚急性肝衰竭)。③慢加急性(亚急性)重型肝炎。④慢性肝衰竭。

考点 2 ★★　重型肝炎的治疗

1. 抗病毒治疗　以核苷酸类药物为主。

2. 免疫调节　早期免疫亢进,用糖皮质激素;后期免疫抑制,用免疫增强剂。

3. 促进肝细胞再生　可采用肝细胞生长因子、前列腺素 E1 等。

4. 积极防治并发症

5. 其他　应用人工肝支持系统或行肝移植。

(三十五)乳腺增生病

考点 ★　乳腺增生的病理分型

病理类型可分为乳痛症型(生理性的单纯性乳腺上皮增生症)、普通型腺病小叶增生症型、纤维腺病型、纤维化型和囊肿型。

(三十六)急性阑尾炎

考点 1 ★　急性阑尾炎和急性胆囊炎、胆石症的鉴别诊断

急性胆囊炎、胆石症表现为右上腹持续性疼痛,阵发性加剧,可伴有右肩部放射痛,部分患者可出现黄疸。高位阑尾炎时,腹痛位置较高,或胆囊位置较低位,腹痛点比正常降低。腹膜刺激征局限于右上腹,墨菲征阳性,必要时可借助超声和 X 线等检查进行鉴别诊断。

考点 2 ★ 急性阑尾炎和急性胃肠炎的鉴别诊断

急性胃肠炎多有饮食不洁史，临床表现与急性阑尾炎相似，腹部压痛部位不固定，肠鸣音亢进，无腹膜刺激征。便常规检查见脓细胞、未消化食物等有助于鉴别诊断。

（三十七）胆石症

考点 ★★ 胆囊结石症的诊断

有典型的胆绞痛病史，右上腹有轻度压痛，提示胆囊结石的可能，影像学检查可确诊，B 超阳性率可高达 95%。胆囊结石分为静止性结石和有症状结石，前者主要在体格检查、手术或尸体解剖时偶然发现。后者只有少数人出现，常表现为急性或慢性胆囊炎的临床表现。主要表现为胆绞痛，常因高脂肪饮食、暴饮暴食、过度疲劳等诱发，伴有恶心、呕吐等消化系统症状。体格检查可有上腹部压痛及墨菲征阳性。

（三十八）良性前列腺增生症

考点 1 ★ 良性前列腺增生症的常见临床表现

1. **尿频**
2. **排尿困难**
3. **血尿**
4. **尿潴留**
5. **直肠指检** 可于直肠前壁触及增生的前列腺。

考点 2 ★ 良性前列腺增生症的分度诊断

根据直肠指检的增生程度分为三度：

Ⅰ度 前列腺大小为正常的1.5～2倍，约鸡蛋大，质地中等，中央沟变浅，重量为20～25g。

Ⅱ度 前列腺大小为正常的2～3倍，约鸭蛋大，质地中等，中央沟极浅，重量为25～50g。

Ⅲ度 前列腺大小为正常的3～4倍，约鹅蛋大，质地硬韧，中央沟消失，重量为50～70g。

（三十九）排卵障碍性异常子宫出血

考点★ 排卵障碍性异常子宫出血的治疗原则

有效止血，促进黄体功能的恢复。以止血、调整周期、减少经量、防治子宫内膜病变为原则。

（四十）绝经综合征

考点★ 绝经综合征的辅助检查

1. 血清FSH值及E_2值测定 应检查血清FSH值及E_2值了解卵巢功能，绝经过渡期血清FSH＞10U/L，提示卵巢储备功能下降，闭经、FSH＞40U/L且E_2＜20pg/mL，提示卵巢功能衰竭。

2. 氯米芬兴奋试验 月经第5天口服氯米芬，每日50mg，共5天，停药第1天测血清FSH＞12U/L，提示卵巢储备功能降低。

（四十一）阴道炎（2020年新增考点）

考点1★★ 阴道炎的分类

1. 细菌性阴道病 常为混合性细菌感染。

2. 念珠菌性阴道炎 病原体多数为白假丝酵母菌，为条件致病菌。

3. 滴虫性阴道炎 病原体为阴道毛滴虫。

4. 老年性阴道炎 雌激素水平下降，局部抵抗力降低，致病菌感染。

5. 幼女性阴道炎 常见病原体有大肠埃希菌及葡萄球菌、链球菌等。

考点 2 ★ 细菌性阴道病的诊断要点

满足下列 4 条中的任何 3 条即可进行临床诊断：

1. 阴道分泌物呈牛奶样均质，有臭味。
2. 阴道 pH 值 > 4.5。
3. 胺试验（+）。
4. 线索细胞阳性（> 20%）为诊断的金标准。

考点 3 ★★ 细菌性阴道病的抗菌治疗

首选抗厌氧菌药物，口服首选甲硝唑，局部可选用甲硝唑、替硝唑、克林霉素等阴道内塞药。

（四十二）先兆流产

考点 ★★ 先兆流产的诊断要点

1. 妊娠 < 28 周。
2. 停经后有早孕反应，以后出现阴道少量流血，或时下时止，或淋漓不断，色红，持续数日或数周，无腹痛或有轻微下腹胀痛，腰痛及下腹坠胀感。
3. 妇科检查见宫口未开，胎膜未破，妊娠物尚未排出，子宫大小与停经周数相符。

（四十三）异位妊娠

考点1★ 异位妊娠的病因

1. 输卵管炎症是异位妊娠的主要病因。
2. 有输卵管手术史。
3. 输卵管发育不良或功能异常。
4. 辅助生殖技术的应用。
5. 宫内节育器避孕失败，带节育器妊娠。
6. 输卵管周围肿瘤压迫影响受精卵运行。

考点2★ 异位妊娠的临床表现

1. 停经史

2. 腹痛

3. 阴道出血

4. 昏厥休克 失血性休克时，患者面色苍白，四肢湿冷，脉搏细弱，血压下降。

5. 一般查体 体温一般正常或略低，腹腔内血液吸收时体温可略升高。可有贫血貌，下腹有明显压痛、反跳痛，尤以患侧为著，内出血多时可出现移动性浊音，少数患者下腹部可触及包块。

6. 盆腔检查 阴道内可有少量暗红色血液，后穹隆可饱满、触痛，宫颈可有举痛或摆痛，子宫相当于停经月份或略大而软，宫旁可触及有轻压痛的包块，内出血多时，子宫有漂浮感。

（四十四）小儿肺炎

考点★★ 小儿重症肺炎合并心衰的诊断

根据临床有发热、咳嗽、气促或呼吸困难，肺部有较固定的中、细湿啰音。胸片结合血液一般检查及痰病原学检查,可协助诊断。重症肺炎除呼吸系统受累外,其他系统亦受累,且全身中毒症状明显。心力衰竭的表现为:

1. 心率突然加快,超过180次/分。
2. 呼吸突然加快,超过60次/分。
3. 极度烦躁不安,明显发绀,皮肤苍白发灰,指(趾)甲微血管再充盈时间延长。
4. 心音低钝,有奔马律,颈静脉怒张。
5. 肝脏迅速增大。
6. 颜面、眼睑或下肢水肿,尿少或无尿。

具有前五项者即可诊断为心力衰竭。

(四十五)小儿腹泻病

考点★★ 小儿腹泻的治疗原则

1. 饮食疗法

2. 液体疗法

(1)口服补液

(2)静脉补液 第1天补液:①定量。②定性。③定速。④纠正酸中毒、纠正低血钾、补充其他电解质。

第2天及以后的补液量:根据继续损失和生理需要量补充。病情明显缓解者,可改为口服补液。若腹泻仍频繁或呕吐者,应继续采用静脉补液。

3. 控制感染

4. 辅助治疗 ①微生态疗法。②肠黏膜保护剂。③补锌治疗。④禁用止泻剂。

5. 加强护理

6. 迁延性和慢性腹泻病的治疗 ①液体疗法。②营养治疗。③药物疗法。

(四十六) 水痘

考点★　水痘的皮疹特点

1. 初为红斑疹，数小时后变为深红色丘疹，再经数小时发展为疱疹。位置表浅，形似露珠水滴，椭圆形，3～5mm大小，壁薄易破，周围有红晕。疱液初透明，数小时后变为混浊，若继发化脓性感染则成脓疱，常因瘙痒使患者烦躁不安。

2. 皮疹呈向心分布，先出现于头面、躯干，继为四肢，四肢远端、手掌及足底均较少。部分患者鼻、咽、口腔、结膜和外阴等处黏膜可发疹，黏膜疹易破，形成溃疡而疼痛。

3. 水痘皮疹先后分批陆续出现，每批历时1～6天，皮疹数目为数个至数百个不等，同一时期常可见斑、丘、疱疹和结痂同时存在。

4. 疱疹持续2～3天后从中心开始干枯结痂，再经1周痂皮脱落，一般不留瘢痕，若继发感染则脱痂时间延长，甚至可能留有瘢痕。

(四十七) 流行性腮腺炎

考点1★　流行性腮腺炎的实验室特点

1. 血清和尿液中淀粉酶测定　90%患儿发病早期有血清淀粉酶和尿淀粉酶增高，有助于该病的诊断。无腮腺肿大的脑膜炎患儿，血淀粉酶和尿淀粉酶也可升高。故测定淀粉酶可与其他原因引起的腮腺肿大或其他病毒性脑膜炎相鉴别。血脂肪酶增高，有助于流行性腮腺炎继发胰腺炎的诊断。

2. 血清学检查

（1）抗体检查　检测血清中腮腺炎病毒的IgM抗体

可作为近期感染的诊断依据。

（2）病原检查　应用特异性抗体或单克隆抗体来检测腮腺炎病毒抗原，可作早期诊断依据，应用PCR技术检测腮腺炎病毒RNA，可大大提高可疑患者的诊断率。

3. 病毒分离　应用患儿的唾液、血、尿或脑脊液，可分离出腮腺炎病毒，具有确诊价值。

考点2 ★★　流行性腮腺炎与化脓性腮腺炎的鉴别诊断

化脓性腮腺炎多为一侧腮腺肿大，局部疼痛剧烈拒按，红肿灼热明显，挤压腮腺时有脓液自腮腺管口流出。无传染性。外周白细胞计数和中性粒细胞百分数明显增高。

（四十八）手足口病（2020年新增考点）

考点1 ★★　手足口病的病原体

引发手足口病的肠道病毒有20多种（型），其中以柯萨奇病毒A16型（Cox A16）和肠道病毒71型（EV71）最为常见。

考点2 ★　手足口病的感染途径

消化道、呼吸道以及接触传播。

考点3 ★★　手足口病普通病例的诊断要点

1. 主要发生在5岁以下的儿童，潜伏期多为2～10天，平均3～5天。

2. 急性起病，发热、口痛、厌食、口腔黏膜出现散在疱疹或溃疡，位于舌、颊黏膜及硬腭等处，也可波及软腭、牙龈、扁桃体和咽部。

3. 手足、臀部、手臂、腿部等处也出现斑丘疹，后转为疱疹，疱疹周围可有炎性红晕，疱内液体较少。手足部皮疹较多，掌背面均有。

4. 皮疹数少则几个多则几十个，消退后不留痕迹，无色素沉着。

5. 部分病例仅表现为皮疹或疱疹性咽峡炎。

6. 本病具有自限性，多在一周内痊愈，预后良好。

二、临床判读

【得分要点和答题技巧】

要想拿分，必须掌握大纲要求的各种辅助检查。

【试题内容】

主要是考察西医诊断学中心电图、影像学、实验室检查等内容。

【典型样题】

血沉加快的临床意义。

【参考答案】（5分）

血沉加快多见于：①各种炎症，如细菌性急性炎症、风湿热和结核病活动期。②损伤及坏死，如急性心肌梗死、严重创伤、骨折等。③恶性肿瘤。④各种原因导致的高球蛋白血症，如多发性骨髓瘤、感染性心内膜炎、系统性红斑狼疮、肾炎、肝硬化等。⑤贫血。⑥生理性增快，见于月经期妇女、妊娠、儿童、老年人。

（一）心电图

考点1★★★ 房颤

1. P波消失，被一系列大小不等、间距不均、形态各异的心房颤动波（f波）所取代，其频率为350～600次/分，V_1导联最清楚。
2. R-R间距绝对不匀齐，即心室率完全不规则。
3. QRS波群形态一般与正常窦性者相同。
4. 可出现宽大畸形的QRS波群，为房颤伴室内差异性传导。

考点2★★★ 室性过早搏动

1. 提早出现的QRS-T波群，其前无提早出现的异位P′波。
2. QRS波群形态宽大畸形，时间≥0.12s。
3. T波方向与QRS波群主波方向相反。
4. 有完全性代偿间歇（即室性早搏前、后的两个窦性P波的时距等于窦性P-P间距的两倍）。

考点3★★ 房室传导阻滞分度

1. 一度房室传导阻滞

（1）P-R间期延长，成人P-R间期＞0.20s（老年人＞0.22s）。

（2）或两次心电图检测结果比较，心率没有明显改变的情况下，P-R间期延长＞0.04s。

2. 二度房室传导阻滞

（1）二度Ⅰ型（莫氏Ⅰ型）表现

1）P波规律出现。

2）P-R间期逐渐延长，直到1个P波后脱漏1个

QRS波群，漏搏后的第一个P-R间期缩短，之后又逐渐延长，如此周而复始地出现，该现象称为文氏现象。通常以P波数与P波下传出现的QRS波群数的比例表示房室阻滞的程度，可形成3:2、4:3、5:4传导。

（2）二度Ⅱ型（莫氏Ⅱ型）表现

1) P-R间期恒定（正常或延长），部分P波后无QRS波群，形成3:1、2:1、3:2、4:3、5:4传导。

2) 凡连续出现2次或2次以上的QRS波群脱漏者，称为高度房室传导阻滞，如3:1、4:1传导的房室传导阻滞。

3. 三度房室传导阻滞 P波与QRS波群毫无关系，呈完全性房室分离，心房率>心室率。

考点4 ★★ 室性心动过速

1. 连续出现3个或3个以上室性早搏，频率多在140～200次/分，R-R间期稍不规则。

2. QRS波群形态宽大畸形，时限>0.12s。

3. 如能发现P波，则P波频率慢于QRS波群频率，呈完全性房室分离，有助于诊断。

4. 可见心房激动夺获心室（心室夺获）或出现室性融合波，支持室性心动过速诊断。

考点5 ★★★ 房性过早搏动

1. 提早出现的房性P'波，形态与窦性P波不同。

2. P'-R间期≥0.12s。

3. 房性P'波后有正常形态的QRS波群。

4. 房性过早搏动后的代偿间歇不完全（房性过早搏动前后的两个窦性P波的时距短于窦性P-P间距的两倍）。

考点6 ★★ 心绞痛

1. 典型心绞痛 发作时可出现暂时性急性心肌缺血的

表现：面对缺血区的导联上出现ST段水平型或下斜型压低≥0.1mV和（或）T波倒置。

2.变异型心绞痛 心电图特点为：暂时性ST段抬高，常伴T波高耸，对应导联则表现为ST段下移。

考点7★ 心肌缺血之缺血型（2020新增考点）

1.心内膜下心肌缺血 出现高大的T波。

2.心外膜下心肌缺血 面向缺血区的导联出现倒置T波。

考点8★ 心肌缺血之损伤型（2020新增考点）

1.心内膜下心肌损伤 位于心外膜面的导联出现ST段压低。

2.心外膜下心肌损伤 ST段抬高。

（二）影像学

考点1★★ 气胸的X线表现

肺组织被气体压缩，于壁层胸膜与脏层胸膜之间形成无肺纹理的气胸区。少量气胸时，气胸区呈线状或带状无肺纹理区；大量气胸时，气胸区可占据肺野中外带；张力性气胸，可将肺完全压缩在肺门区，呈均匀的软组织影，可使纵隔向健侧移位，膈肌向下移位。

考点2★★ 大叶性肺炎的X线表现（2020年新增考点）

1. 早期充血期无明显异常表现。
2. 实变期表现为大片状密度均匀的致密影，形态与肺叶或肺段轮廓一致，以叶间裂为界边界清楚，如仅累及肺叶的一部分则边缘模糊。
3. 消散期表现为实变阴影密度减低、范围缩小，呈散在小斑片状致密影,进一步吸收可遗留少量索条状影或完全消散。

考点3 ★★ 原发性肺癌的X线表现(2020年新增考点)

1. 中央型肺癌(肿瘤发生在肺段及肺段以上支气管) 早期胸片常无异常表现。中晚期主要表现为肺门肿块,可伴有阻塞性肺炎或肺不张。

2. 周围型肺癌(肿瘤发生在肺段以下支气管) 表现为肺内结节影,形态可不规则,边缘毛糙,常见分叶征和(或)短细毛刺征。

考点4 ★★ 胃溃疡的X线表现(2020年新增考点)

1.胃直接征象为腔外龛影,多位于小弯侧,形状规则呈乳头状、锥状,边缘光滑整齐,密度均匀,底部平整。

2.急性期口部黏膜水肿带(黏膜线、项圈征、狭颈征)。

3.慢性期溃疡瘢痕收缩表现为黏膜纠集。

(三)实验室检查

考点1 ★★★ 血红蛋白和红细胞计数的临床意义

血红蛋白与红细胞计数临床意义基本相同。贫血时单位容积循环血液中红细胞数、血红蛋白量低于参考值低限。但贫血时血红蛋白与红细胞的减少程度可不一致,如缺铁性贫血,血红蛋白的减少较红细胞为甚。

1. 红细胞和血红蛋白减少 贫血分为四级,轻度:男性低于120g/L,女性低于110g/L但高于90g/L;中度:60～90g/L;重度:30～60g/L;极重度:低于30g/L。贫血叫分为二类:①红细胞生成减少,见于造血原料不足(如缺铁性贫血、巨幼细胞贫血),造血功能障碍(如再生障碍性贫血、白血病等),慢性系统性疾病(慢性感染、恶性肿瘤、慢性肾病等)。②红细胞破坏过多,见于各种溶血性贫血。③失血,如各种失血性贫血。

2. 红细胞和血红蛋白增多 相对性红细胞增多:见于大量出汗、连续呕吐、反复腹泻、大面积烧伤等。绝对性红细胞增多:①继发性:生理性增多见于新生儿、高山居民、登山运动员和重体力劳动者;病理性增多见于阻塞性肺气肿、肺源性心脏病、发绀型先天性心脏病。②原发性:见于真性红细胞增多症。

考点2★★★ 白细胞中性粒细胞增高的临床意义

1. 反应性粒细胞增多 见于:①感染:化脓性感染为最常见的原因,如流行性脑脊髓膜炎、肺炎、阑尾炎等,还见于某些病毒感染(狂犬病、流行性乙型脑炎)、某些寄生虫感染(急性血吸虫病、肺吸虫病)。②严重组织损伤:如较大手术后、急性心肌梗死后较常见。③急性大出血、溶血:如脾破裂或宫外孕破裂、急性溶血等。④其他:如中毒、类风湿关节炎及应用某些药物如皮质激素等。

2. 异常增生性粒细胞增多 见于急、慢性粒细胞性白血病,骨髓增殖性疾病(骨髓纤维化、真性红细胞增多症)等。

考点3★★★ 淋巴细胞增多的意义

见于:①感染性疾病,主要为病毒感染,如麻疹、风疹、水痘、流行性腮腺炎、传染性单核细胞增多症等,也可见于某些杆菌感染,如结核病、百日咳、布氏杆菌病。②某些血液病。③急性传染病的恢复期。

考点4★★ 血沉加快的临床意义

血沉加快多见于:①各种炎症,如细菌性急性炎症、风湿热和结核病活动期。②损伤及坏死,如急性心肌梗死、严重创伤、骨折等。③恶性肿瘤。④各种原因导致的高球蛋白血症,如多发性骨髓瘤、感染性心内膜炎、系统性红斑狼疮、肾炎、肝硬化等。⑤贫血。⑥生理性增快,见于月经期妇女、妊娠、儿童、老年人。

考点5 ★★ 尿酮体阳性的临床意义

尿酮体包括乙酰乙酸、β羟丁酸和丙酮。糖尿病酮症酸中毒时尿酮体呈强阳性反应,妊娠呕吐、重症不能进食等也可呈阳性。

考点6 ★★ 黏液脓血便的临床意义

黏液脓样或黏液脓血便常见于痢疾、溃疡性结肠炎、直肠癌等。在阿米巴痢疾时,以血为主,呈暗红色果酱样;细菌性痢疾则以黏液及脓为主。

考点7 ★ γ-谷氨酰转移酶增高的临床意义

γ-GT增高见于:①肝癌。②胆道阻塞。③肝脏疾病。急性肝炎γ-GT呈中等度升高;慢性肝炎、肝硬化的非活动期,γ-GT正常,若γ-GT持续升高,提示病变活动或病情恶化;急慢性酒精性肝炎、药物性肝炎,γ-GT可明显升高。

考点 8 ★★★　胆红素代谢检查

健康人及三种黄疸实验室检查鉴别

	血清胆红素定量（μmol/L）			尿液		粪便	
	总胆红素	非结合胆红素	结合胆红素	尿胆原	尿胆红素	颜色	粪胆原
健康人	3.4~17.1	1.7~10.2	0~6.8	1:20（-）	（-）	黄褐色	正常
溶血性黄疸	↑↑	↑↑	轻度↑或正常	强（+）	（-）	加深	增加
阻塞性黄疸	↑↑	轻度↑或正常	↑↑	（-）	（+）	变浅或灰白色	↓或消失
肝细胞性黄疸	↑↑	↑	↑	（+）或（-）	（+）	变浅或正常	↓或正常

考点 9 ★★　抗-HBs 阳性的临床意义

抗-HBs 阳性，见于注射过乙型肝炎疫苗或曾感染过 HBV，目前 HBV 已被清除者，对 HBV 已有了免疫力。

考点 10 ★★★　乙肝五项判读

HBsAg、HBeAg 及抗-HBc 阳性俗称"大三阳"，提示 HBV 正在大量复制，有较强的传染性。HBsAg、抗-HBe 及抗-HBc 阳性俗称"小三阳"，提示 HBV 复制减少，传染性已降低。

考点 11 ★　ALT、AST 升高的临床意义

［参考值］连续监测法（37℃）：ALT 10~40U/L。AST 10~40U/L。ALT/AST ≤ 1。

1. 肝脏疾病 ①病毒性肝炎时，ALT 与 AST 均显著升高，以 ALT 升高更加明显，是诊断病毒性肝炎的重要检测项目。急性重症肝炎 AST 明显升高，但在病情恶化时，黄疸进行性加深，酶活性反而降低，即出现"胆酶分离"现象，提示肝细胞严重坏死，预后不良。②慢性病毒性肝炎转氨酶轻度上升或正常。③肝硬化转氨酶活性正常或降低。④肝内、外胆汁淤积。⑤酒精性肝病、药物性肝炎、脂肪肝、肝癌等，转氨酶轻度升高或正常，酒精性肝病 AST 显著增高，ALT 轻度增高。

2. 心肌梗死 急性心肌梗死后 6～8 小时 AST 增高，4～5 天后恢复正常。

3. 其他疾病 骨骼肌疾病、肺梗死、肾梗死等转氨酶轻度升高。

考点 12 ★★ 肾功能分级

测定血中 Cr 浓度可反映肾小球的滤过功能，敏感性优于血尿素氮，是评价肾功能损害程度的重要指标。肾功能代偿期 Cr 133～177μmol/L，肾功能失代偿期 Cr 186～442μmol/L，肾功能衰竭期 Cr 445～701μmol/L，尿毒症期 Cr＞707μmol/L。

考点 13 ★ 病理性血糖降低的临床意义

见于：①胰岛 β 细胞增生或肿瘤、胰岛素注射过量等。②缺乏抗胰岛素的激素，如生长激素、甲状腺激素、肾上腺皮质激素等。③肝糖原贮存缺乏，如急性重症肝炎、急性肝炎、肝硬化、肝癌等。④其他，如药物影响（如磺胺药、水杨酸等）、急性乙醇中毒、特发性低血糖等。

考点 14 ★★ 糖化血红蛋白检测

［参考值］HbA_{1c} 4%～6%，HbA_1 5%～8%。

可反映采血前 2～3 个月血糖的平均水平。

1. 评价糖尿病控制程度 HbA_{1c} 增高提示近 2～3 个月糖尿病控制不良，HbA_{1c} 越高，血糖水平越高，病情越重，可作为糖尿病长期控制的检测指标。

2. 筛检糖尿病 美国糖尿病协会将 $HbA_{1c} \geq$ 6.5% 作为糖尿病诊断标准之一。

3. 鉴别高血糖 糖尿病高血糖的 HbA_{1c} 增高，而应激性糖尿病的 HbA_{1c} 正常。

4. 预测血管并发症 $HbA_{1c} > 10\%$，提示血管并发症重。

考点 15 ★★★ 血糖正常值及病理性高血糖的临床意义

[参考值] 空腹血糖（葡萄糖氧化酶法）：血清 3.9～6.1mmol/L（70～110mg/L）。

病理性高血糖见于：①各型糖尿病。②其他内分泌疾病，如甲状腺功能亢进症、嗜铬细胞瘤、肾上腺皮质功能亢进等。③应激性高血糖，如颅内高压、颅脑外伤、中枢神经系统感染、心肌梗死等。④药物影响，如噻嗪类利尿剂、口服避孕药、泼尼松等。⑤肝脏和胰腺疾病，如严重肝病、重症胰腺炎、胰腺癌等。⑥其他，如高热、呕吐、腹泻等。

考点 16 ★★ 血清总胆固醇（TC）偏高的临床意义

TC 增高是冠心病的危险因素之一，高 TC 者动脉硬化、冠心病的发生率较高。TC 升高还见于甲状腺功能减退症、糖尿病、肾病综合征、胆总管阻塞、长期高脂饮食等。

考点 17 ★★★ 血钾正常值及高血钾的临床意义

[参考值] 3.5～5.5mmol/L。

血清钾增高见于：①肾脏排钾减少，如急慢性肾功能不全及肾上腺皮质功能减退等。②摄入或注射大量钾盐，超过肾脏排钾能力。③严重溶血或组织损伤。④组织缺氧或代谢性酸中毒时大量细胞内的钾转移至细胞外。

考点 18 ★　低血钾的临床意义

血清钾降低见于：①钾盐摄入不足，如长期低钾饮食、禁食或厌食等。②钾丢失过多，如严重呕吐、腹泻或胃肠减压，应用排钾利尿剂及肾上腺皮质激素。

考点 19 ★　血清钠的临床意义

1. 血清钠增高　临床上较少见，可因过多输入含钠盐的溶液、肾上腺皮质功能亢进、脑外伤或急性脑血管病等所致。

2. 血清钠降低　临床上较常见，见于：①胃肠道失钠，如幽门梗阻、呕吐、腹泻、胃肠道、胆道、胰腺手术后造瘘、引流等。②尿钠排出增多，见于严重肾盂肾炎、肾小管严重损害、肾上腺皮质功能不全、糖尿病及应用利尿剂治疗等。③皮肤失钠，如大量出汗、大面积烧伤及创伤等。④抗利尿激素过多，如肾病综合征、肝硬化腹水及右心衰竭等。

考点 20 ★★　血清钙的临床意义（2020 年新增考点）

1. 血清钙增高常见于　甲状腺功能亢进、维生素 D 过多症、多发性骨髓瘤、结节病。

2. 血清钙减低可引起神经肌肉应激性增强而使手足抽搐，常见于　①甲状旁腺功能减退，血清钙可下降到 1.25～1.50 mmol/L。②慢性肾炎尿毒症。③佝偻病与软骨病。④吸收不良性低血钙，如严重乳糜泻。⑤大量输入柠檬酸盐抗凝。

考点 21 ★★ 血清肌酸激酶测定

[参考值] 酶偶联法（37℃）：男性 38～174U/L，女性 26～140U/L。

1. 心脏疾患 ①急性心肌梗死发病后数小时即开始增高，是 AMI 早期诊断的敏感指标之一。②心肌炎。

2. 骨骼肌病变与损伤 如多发性肌炎、进行性肌营养不良、重症肌无力等。

3. 其他 心脏或非心脏手术及心导管术、电复律等时，均可引起 CK 活性升高。

考点 22 ★★★ 淀粉酶升高的临床意义

淀粉酶升高见于：①胰腺炎。急性胰腺炎血、尿淀粉酶明显升高，慢性胰腺炎急性发作、胰腺囊肿等 AMS 也升高。②胰腺癌。③急腹症，如消化性溃疡穿孔、机械性肠梗阻、胆管梗阻、急性胆囊炎等。

考点 23 ★ 类风湿因子（RF）检查

[参考值] 定性：阴性。定量：血清稀释度＜1∶10。

1. 未经治疗的类风湿关节炎病人，RF 阳性率为 80%，且滴度常超过 1∶160。

2. 系统性红斑狼疮、硬皮病、皮肌炎等风湿性疾病，以及感染性疾病如传染性单核细胞增多症、感染性心内膜炎、结核病等，RF 也可阳性，但其滴度均较低。有 1%～4% 的正常人可呈弱阳性反应，尤以 75 岁以上的老年人多见。

考点 24 ★★ 抗链"O"升高的临床意义

[参考值] 定性：阴性。定量：ASO＜500U（乳胶凝集法）。

ASO 升高常见于 A 群溶血性链球菌感染及感染后免

疫反应所致的疾病,如感染性心内膜炎及扁桃体炎、风湿热、链球菌感染后急性肾小球肾炎等。

考点 25 ★ 抗核抗体(ANA)的临床意义(2020年新增考点)

1. 系统性红斑狼疮(SLE)、药物性狼疮、混合性结缔组织病,ANA检出率可达95%~100%;ANA阳性已被美国风湿病学会列为SLE的诊断标准之一。

2. 干燥综合征,ANA检出率70%~80%。

3. 进行性系统性硬化症(PSS),ANA检出率可达85%~95%。

4. 其他,类风湿关节炎、多发性肌炎和皮肌炎、慢性活动性肝炎、溃疡性结肠炎等也有20%~50%的检出率;桥本甲状腺炎、重症肌无力、多发性动脉炎也可检出ANA。

考点 26 ★★★ 血清甲胎蛋白(AFP)的临床意义

1. 原发性肝癌 AFP是目前诊断原发性肝细胞癌最特异的标志物,50%患者AFP>300μg/L,但也有部分患者AFP不增高或增高不明显。

2. 病毒性肝炎、肝硬化 AFP可升高(常<200μg/L)。

3. 妊娠 妊娠3~4个月后,AFP上升,7~8个月达高峰(<400μg/L),分娩后约3周即恢复正常。孕妇血清中AFP异常升高,有可能为胎儿神经管畸形。

4. 其他 生殖腺胚胎性肿瘤、胃癌、胰腺癌等血中AFP也可增加。

考点 27 ★ 癌胚抗原(CEA)的临床意义(2020年新增考点)

1. 血清CEA>20ng/mL常提示有恶性肿瘤,如结直肠癌、肺癌、胃癌、乳腺癌、胰腺癌、卵巢癌和子宫癌等。

2. 首次治疗成功后，CEA 水平下降至正常水平持续稳定，若再次缓升提示癌的复发。

3. 非癌症良性疾病患者的 CEA 浓度也可升高，如肝硬化、肺气肿、直肠息肉、胃肠道炎症等，一般 < 105ng/mL。CEA 不适用于一般人群中的肿瘤筛查。

考点 28 ★★　游离三碘甲状腺原氨酸（FT_3）的临床意义（2020 年新增考点）

1. FT_3 增高常见于　甲状腺功能亢进（含甲亢危象）、缺碘、T_3 甲亢、毒性弥漫性甲状腺肿、初期慢性淋巴细胞性甲状腺炎等。

2. FT_3 减低常见于　甲状腺功能减退、低 T_3 综合征、黏液性水肿、晚期桥本甲状腺炎；应用糖皮质激素、苯妥英钠、多巴胺等药物治疗。

考点 29 ★★　游离甲状腺素（FT_4）的临床意义（2020 年新增考点）

1. FT_4 增高常见于　甲状腺功能亢进包括甲亢危象、结节性甲状腺肿、毒性弥漫性甲状腺肿、初期桥本甲状腺炎等；部分无痛性甲状腺炎、重症感染发热、重危患者，或应用某些药物，如肝素。

2. FT_4 减低常见于　甲状腺功能减退、黏液性水肿、晚期桥本甲状腺炎、应用抗甲状腺药物等，FT_4 减低较 FT_3 更为明显；服用糖皮质激素、苯妥英钠以及部分肾病综合征患者。

考点 30 ★★ 促甲状腺激素（TSH）的临床意义（2020年新增考点）

1. 对原发性甲状腺功能减退患者，TSH 的测定是其最灵敏的指标。
2. 轻度慢性淋巴细胞性甲状腺炎、甲状腺功能亢进接受 ^{131}I 治疗后和某些严重缺碘或地方性甲状腺肿流行地区的居民中，亦可伴有 TSH 的升高。
3. 异位或异源促甲状腺激素综合征与极个别垂体肿瘤患者也会分泌 TSH 过多，引起甲亢。
4. 继发性甲状腺功能减退患者、甲状腺功能亢进患者 TSH 值正常或降低。
5. 在原发性甲减患者用甲状腺制剂替代治疗期间，可测定 TSH 作为调节药量的参考。